新・歯科衛生士教育マニュアル

Pharmacology
薬理学

編集

北山滋雄　元岡山大学大学院医歯薬学総合研究科教授
澤木康平　横浜薬科大学教授
千葉　有　元奥羽大学歯学部准教授
塗々木和男　神奈川歯科大学短期大学部教授

クインテッセンス出版株式会社　2010

Tokyo, Berlin, Chicago, London, Paris, Barcelona, Istanbul, Milano, São Paulo, Moscow, Prague, Warsaw, New Delhi, Beijing, and Bukarest

執筆者一覧(五十音順)

大久保つや子	福岡看護大学教授
北山滋雄	元岡山大学大学院医歯薬学総合研究科教授
澤木康平	横浜薬科大学教授
千葉　有	元奥羽大学歯学部准教授
塗々木和男	神奈川歯科大学短期大学部教授

序　文

　近年，高齢化が進み，また歯科医療も日進月歩で高度化・専門化するなか，ますます高度な技術と専門知識を修得した歯科衛生士がより多く望まれている．

　学生諸君が学ぶ薬理学の内容についても，薬物についてさらに広く正しい知識と，より深い理解が要求されている．

　薬理学はからだと薬物とのかかわり合いを探求する学問である．クスリは病気を治療する有用な物質である半面，使い方を誤ると毒物にもなり人体にとってリスクとなる「諸刃の剣」の化学物質である．薬理学は似たようなカタカナの薬物名が羅列され，敬遠されがちな学問ではあるが歯科医療に携わる医療従事者を目指す以上，正面から堂々と立ち向かって薬物についての理解を深めていただきたい．

　薬理学の内容は，「飲み物」と「コップ」に例えることができよう．この場合，本書のPart Ⅰの総論は「コップ」であり，Part Ⅱの各論は「飲み物」に相当する．「飲み物」は時代の移り変わりで変化するかもしれないが，「コップ」が頑丈であれば，どんな飲み物を入れても対応でき，永く使える．したがって，Part Ⅰの学習にとくに力を入れていただきたい．

　本書の特徴は，薬理学総論と各論を最新の国家試験出題基準(平成19年改正)に沿ってまとめている．各章のはじめには「学習目標」を箇条書きに挙げ，各章ごとに学習ポイントをわかりやすくした．また，図表やイラストを多用し，文章はできるだけ簡潔になるよう心掛けた．各章の末頁には学習課題の「復習しよう！」を付け，素早く知識をチェックし，国家試験に必要なポイントを理解できるようにした．さらに，現職の歯科衛生士にも利用できるよう各章ごとに一般名と商品名の薬物対照表を付けた．

　ぜひ本書を有効に活用し，薬理学の知識の整理に役立ててほしい．

　なお，本書の執筆に際しては旧版の編者代表である神奈川歯科大学・伊藤春生名誉教授，ならびにクインテッセンス出版書籍編集部・小野克弘氏からご教示をいただいた．改めて感謝の意を表す次第である．

平成22年11月

編者一同

CONTENTS

Part I 薬理学総論

chapter 1 薬理作用（薬物の作用） ... 10
- 1-1 薬物療法 ... 11
- 1-2 薬理作用の基本形式 ... 11
- 1-3 薬物の作用機序 ... 12
  - 1）薬物受容体 ... 12
  - 2）受容体を介する薬物 ... 13
  - 3）受容体を介さない薬物 ... 14
- 1-4 薬物の用量と作用 ... 15
  - 1）用量反応曲線 ... 15
  - 2）治療係数 ... 16
- 1-5 生体の感受性 ... 17
  - 1）年齢（小児・高齢者） ... 17
  - 2）遺伝的素因 ... 18
  - 3）プラセボ効果 ... 18
- 1-6 薬物の併用 ... 19
  - 1）協力作用 ... 19
  - 2）拮抗作用 ... 19
  - 3）相互作用 ... 19
- 1-7 薬物の連用 ... 20
  - 1）蓄積 ... 20
  - 2）耐性 ... 20
  - 3）依存 ... 20
- 1-8 薬物の副作用・有害作用 ... 20
  - 1）副作用の出現する原因 ... 21
  - 2）副作用・有害作用の種類 ... 21
  - 3）口腔領域に現れる副作用の種類 ... 22
- 復習しよう！ ... 23

chapter 2 薬物の適用方法と薬物動態 ... 24
- 2-1 薬物の適用方法 ... 24
  - 1）全身適用 ... 24
  - 2）局所適用 ... 24
  - 3）経口投与 ... 25

4）非経口投与 26
　2-2　薬物の生体内動態 28
　　　1）吸収 28
　　　2）分布 29
　　　3）代謝 30
　　　4）排泄 32
　2-3　薬物の血中濃度推移 34
　　　1）生物学的半減期 34
　　　2）バイオアベイラビリティー 34
復習しよう！ 35

chapter 3　医薬品の分類　36
　3-1　日本薬局方および薬事法と医薬品物 36
　3-2　毒薬と劇薬 37
　3-3　麻薬および向精神薬の取り扱い 38
復習しよう！ 39

chapter 4　調剤　40
　4-1　処方せん 40
　4-2　配合変化 41
　4-3　保存方法 41
　4-4　剤形 42
復習しよう！ 42
薬物一覧表 43

Part II　薬理学各論

chapter 1　中枢神経作用薬　46
　1-1　全身麻酔薬 46
　　　1）吸入麻酔薬 46
　　　2）静脈内麻酔薬 48
　1-2　催眠薬 49
　1-3　向精神薬 50
　　　1）抗精神病薬 50
　　　2）抗不安薬 50
　　　3）抗うつ薬 51

1-4　抗てんかん薬　　　　　　　　　　　　　　　52
　　　1-5　パーキンソン病治療薬　　　　　　　　　　53
　　　1-6　鎮痛薬　　　　　　　　　　　　　　　　　54
　　　1-7　中枢神経興奮薬　　　　　　　　　　　　　55
　復習しよう！　　　　　　　　　　　　　　　　　　56
　薬物一覧表　　　　　　　　　　　　　　　　　　　57

chapter 2　末梢神経作用薬　　　　　　　　　　　　64
　　　2-1　局所麻酔薬　　　　　　　　　　　　　　　64
　　　2-2　自律神経作用薬　　　　　　　　　　　　　68
　　　2-3　神経筋接合部作用薬　　　　　　　　　　　73
　　　　　1）筋弛緩薬　　　　　　　　　　　　　　　74
　　　　　2）筋収縮増強薬　　　　　　　　　　　　　75
　復習しよう！　　　　　　　　　　　　　　　　　　75
　薬物一覧表　　　　　　　　　　　　　　　　　　　76

chapter 3　循環器・呼吸器に作用する薬物　　　　　78
　　　3-1　循環系に作用する薬物　　　　　　　　　　78
　　　　　1）薬物分類　　　　　　　　　　　　　　　79
　　　　　2）強心薬　　　　　　　　　　　　　　　　79
　　　　　3）抗不整脈薬　　　　　　　　　　　　　　79
　　　　　4）高血圧症治療薬　　　　　　　　　　　　80
　　　　　5）狭心症治療薬　　　　　　　　　　　　　81
　　　　　6）動脈硬化防止薬　　　　　　　　　　　　82
　　　　　7）降圧利尿薬　　　　　　　　　　　　　　82
　　　3-2　呼吸器に作用する薬物　　　　　　　　　　83
　　　　　1）薬物分類　　　　　　　　　　　　　　　83
　　　　　2）気管支喘息治療薬　　　　　　　　　　　83
　　　　　3）鎮咳薬　　　　　　　　　　　　　　　　84
　　　　　4）去痰薬　　　　　　　　　　　　　　　　84
　　　　　5）呼吸促進薬　　　　　　　　　　　　　　84
　復習しよう！　　　　　　　　　　　　　　　　　　85
　薬物一覧表　　　　　　　　　　　　　　　　　　　86

chapter 4　止血薬　　　　　　　　　　　　　　　　88
　　　4-1　血液凝固系と線溶系　　　　　　　　　　　88

4-2	止血薬	90
4-3	抗凝固薬	90
4-4	血小板凝集抑制薬(抗血小板薬)	91
4-5	血栓溶解薬	91
復習しよう！		92
薬物一覧表		93

chapter 5 抗炎症薬　94

5-1	ステロイド性抗炎症薬(SAIDs：セイド)	94
5-2	非ステロイド性抗炎症薬(NSAIDs：エヌセイド)	96
5-3	抗ヒスタミン薬	97
薬物一覧表		100
復習しよう！		101

chapter 6 病原微生物に対する薬物　102

6-1	消毒薬	102
6-2	抗菌薬	105
復習しよう！		109
薬物一覧表		110

chapter 7 抗悪性腫瘍薬　112

7-1	悪性腫瘍に用いる薬物	112
復習しよう！		116
薬物一覧表		117

chapter 8 ビタミン類・ホルモン類異常に用いられる薬物　118

8-1	ビタミン	118
8-2	ホルモン	119
復習しよう！		122
薬物一覧表		123

chapter 9 代謝異常に用いる薬物　124

9-1	骨代謝異常に用いる薬物	124
9-2	糖代謝異常に用いる薬物	127
9-3	脂質代謝異常に用いる薬物	129
9-4	プリン代謝異常に用いる薬物	130

復習しよう！ 131
　　　薬物一覧表 132

chapter 10　救急医療に用いる薬物　134
　10-1　神経性ショック　134
　10-2　過換気症候群　136
　10-3　局所麻酔中毒　136
　　　復習しよう！ 138
　　　薬物一覧表 139

chapter 11　歯内療法に用いる薬物　140
　11-1　歯内療法薬：う蝕に使用される薬物　140
　　　薬物一覧表 145
　　　復習しよう！ 147

chapter 12　歯周療法に用いる薬物　148
　12-1　歯周療法薬　148
　　　復習しよう！ 152
　　　薬物一覧表 152

chapter 13　口腔粘膜疾患に用いる薬物　154
　13-1　主な口腔粘膜疾患　154
　13-2　口腔粘膜疾患治療薬　155
　13-3　口腔粘膜疾患治療薬の剤形　155
　　　復習しよう！ 156
　　　薬物一覧表 157

索引 159

　　＜執筆分担＞　　北山滋雄………Part Ⅰの1，Part Ⅱの2，8
　　　　　　　　　　澤木康平………Part Ⅰの2，Part Ⅱの4，9，13
　　　　　　　　　　千葉　有………Part Ⅰの3，Part Ⅱの1，10
　　　　　　　　　　塗々木和男……Part Ⅰの4，Part Ⅱの3，5，11
　　　　　　　　　　大久保つや子…Part Ⅱの6，7，12

Part I
薬理学総論

chapter 1 薬理作用（薬物の作用）

学習目標

- □ 薬物療法の目的と意義を説明できる．
- □ 薬理作用の基本形式を分類することができる．
- □ 薬物の作用機序を説明できる．
- □ 薬理作用を規定する要因（用量，感受性）を説明できる．
- □ 薬物の併用効果を分類し，説明できる．
- □ 薬物の連用により生じる影響を説明できる．
- □ 薬物の副作用・有害作用とその予防・対策を説明できる．

「くすり」とは何だろうか？

あなたが体調の変化を感じ，たとえば熱が出たり咳が止まらなかったりして，薬局で薬剤師の指導を受けて「薬」を買い，飲む．プラスチックの袋に入った顆粒やシートの中の錠剤を飲むと熱は下がり咳が止まったりすると「ああくすりが効いた」と感じるだろう．誰に教わるでもなく「くすり」とはそうした体の病変を改善するものだとあなたは認識している．そしてそれら顆粒や錠剤をあなたは「くすり」と認識しているが，その中に何が含まれているのか，あなたの病変を改善したものはその中に含まれている何であるのか，それがどのようにして効果を発揮したのかについて，深く考えたことはない．

「くすり」はどのようにしてその効果を発揮するのだろうか？あるいはもっと単純に尋ねよう，「くすり」はなぜ効くのだろうか？

あなたが体調不良で薬局に行き，薬剤師から「くすり」を買って飲む．このような「くすり」は**一般薬**と呼ばれている．あなたはまた病院に行き，医師の診察を受けて「くすり」を処方され，薬局でその薬を受け取り飲む．このような「くすり」を**処方薬**という．これら２つのタイプの「くすり」はどのような違いがあるのだろうか？後者のくすりを薬局で一般薬のように買えないのはなぜだろうか？

ここではあなたが感じるであろうこうした疑問について学習しよう．

薬理学の意義：

薬理学は適正な薬物療法の基礎学問であると同時に，薬物により生体の機能を解明し，これに基づく新しい薬物の開発の基礎となる学問である．この基礎知識を修得すべく，まず薬物と生体との相互作用の基本を分子レベル，細胞レベル，個体レベルで理解しよう．

では，薬物とは何か？上記からは，薬物が**薬事法**，**日本薬局方**により定められている「医薬品」だけではなく，もっと広い意味でのものであるととらえることができよう．ちなみに薬事法では医薬品の定義として，「（1）

薬物と薬剤
生体に対し何らかの作用（薬理作用）を持つものは，「薬物」であり，通常小分子の化学物質である．医薬品はこの有効成分を含むものであり，何らかのかたち（剤形）を持つ．たとえば有効成分の薬物を固めたり（錠剤）液状にしたり（シロップ）する．このようになったものを薬剤という．したがって，左に書かれた「くすり」は，一般の人がイメージする薬が薬物ではなく薬剤であることを示している．

一般薬（一般用医薬品）
医師による処方せんを必要とせずに購入できる医薬品

処方薬
医師により処方される医薬品

薬事法／日本薬局方
⇒ p.36参照

日本薬局方に収められている物で，（2）ヒト又は動物の疾病の診断，治療又は予防に使用されることが目的とされている物，あるいは（3）ヒト又は動物の身体の構造又は機能に影響を及ぼすことが目的とされている物」（一部省略），とされている．ここで規定される要因は，「摂取すれば」，「生体に影響を及ぼす」，「物質」であり，その目的が医療用（薬物療法）である場合が医薬品である．したがって，それ以外の目的で使用される物でこの要件を満たす物もすべて薬物であろう．

1-1 薬物療法

薬物療法の目的：

薬物療法の目的は，薬物によって各種疾病を治癒または軽減させることであり，以下の2つに分類できる．

□ **原因療法**
疾病のもととなる原因を直接取り除いた場合
例）化学療法薬など

□ **対症療法**
病因によって生じた症状を取り除いた場合
例）鎮痛薬，抗炎症薬など

原因療法
病気の原因を取り除く方法

対症療法
病気の症状を取り除く方法

1-2 薬理作用の基本形式

薬物の生体に対する作用を薬理作用（pharmacological action）という．
薬理作用の基本形式は，「作用の内容（性質）」から分類すると，以下のとおりである．

□ **興奮作用**
特定の器官・組織の機能を可逆的に亢進する薬物の特異的作用であるが，脱抑制による見かけ上の興奮もある．

□ **抑制作用**
特定の器官・組織の機能を抑える薬物の特異的作用であるが，麻痺，枯渇も含まれる．

□ **刺激作用**
上記2つと違い非特異的作用であり，組織の代謝，成長，形態に変化を与える場合をいう．

□ **補充（代償）作用**
生体機能にとって重要な成分の欠乏症に対し，その成分もしくはその前駆体を投与することで改善を図ること．

□ **抗感染作用**
生体には影響を与えずに感染した細菌，ウイルスを死滅する作用．
その他，薬理作用を「作用発現の経過」，「作用の及ぶ範囲」，「作用の目的」から，以下のように分類できる．

脱抑制
生体機能は興奮・抑制の両機構がバランスをとっているが，一方の働きを抑制することにより他方の活動が増すことになる．薬物により抑制機構の活動を抑えれば，見かけ上興奮作用が現れることがある．このような作用を脱抑制と呼ぶ．

麻痺
薬物の抑制作用が強く現れ，作用持続時間が長く不可逆的となる場合をいう．しばしば形態学的変化を伴う．

枯渇
生体が本来持っている機能物質を枯渇させることにより抑制作用を示す場合

薬理作用の経過から：
☐ **直接（一次）作用と間接（二次）作用**
　ある薬物の作用（直接・一次作用）の結果として二次的に現れる作用（間接）
　例）ジギタリスの強心作用（直接作用）と利尿作用（間接作用）
☐ **直後作用と遅発作用**
　投与後直ちに現れる作用を直後作用といい，投与後数日時には数週間して現れる作用を遅発作用という．
　例）血圧に対するアドレナリン（直後作用）とレセルピン（遅発作用）

薬理作用の範囲から：
☐ **局所作用と全身（吸収）作用**
　適用部位に限局した作用を局所作用といい，循環系を介して全身の（目的の）組織に到達して発揮される作用を全身（吸収）作用という．
　例）リドカインの局所麻酔作用（局所作用）と抗不整脈作用（全身作用）

作用の目的から：
☐ **主作用と副作用**
　ある薬物が持つ薬理作用のうち，もっとも顕著な作用であって，しかも治療目的に利用されるものを主作用といい，治療上不必要な作用，または障害となるような作用を副作用という（⇒1-8「薬物の副作用・有害作用」を参照）．
　例）リドカインの局所麻酔作用（主作用）と心臓抑制作用（副作用）

1-3　薬物の作用機序

　薬理作用の基本形式を，作用機序から分類すると，①受容体を介する作用，②受容体を介さない作用，の2つに大きく分けることができる．ほとんどの薬物にとって，その特異的に結合する受容体が存在することが薬理作用の基本である．

1）薬物受容体

　薬物がどのようにして効果を発揮するのかを考えるとき，薬物の標的が何であるかはもっとも重要な概念である．薬物は何かある特定の部位に結合してその作用を現す．この薬物と特異的に結合する生体内の部位あるいは物質を薬物受容体と呼ぶ．これら受容体は，細胞の表面（細胞膜）あるいは細胞内に存在し，薬物はその受容体と結合することにより細胞の機能，構造に影響を及ぼす．これら受容体が薬物のためだけに存在しているわけではなく，当然我々の体の中に存在する種々の物質（**生理活性物質**など）が特異的に作用（結合）するものであり，薬物の作用はこれら生体内物質との相互作用の上に成り立っている．したがって，薬物受容体を考える上でこ

直接作用
薬物が直接作用することによって現れるもの

間接作用
直接作用の結果二次的に生じる作用

直後作用
薬物投与後直ちに現れる作用

遅発作用
薬物投与後徐々に作用が現れるもの

局所作用
薬物を適用した部位に限局して現れる作用

全身作用
薬物が適用された部位から吸収され，循環系を介して全身の組織に到達し発揮される作用

主作用
治療目的に利用される薬理作用

副作用
治療上不必要あるいは障害となる薬理作用

薬物受容体
薬物がその作用を現すために特異的に結合する生体内の部位あるいは物質

生理活性物質
生体内で合成され生理活性を持つ物質．ホルモン，オータコイド，神経伝達物質などを指す．

表1-1 主要な4種のタイプの受容体

受容体タイプ	薬物が作用する受容体部位	シグナル発生部位
(a)膜貫通イオンチャネル	細胞外，チャネル内，細胞内	細胞膜
(b)膜貫通細胞内Gタンパク共役型	細胞外，膜内	細胞質
(c)膜貫通細胞内酵素活性型	細胞外	細胞質
(d)細胞内	細胞質，核	細胞質，核

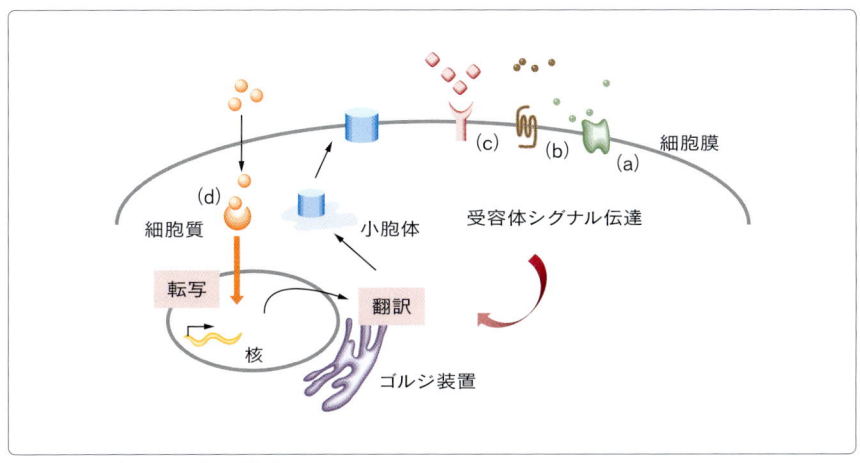

図1-1 薬物受容体の模式図

れら生理活性物質の受容体についてまず理解しよう．

　生理活性物質の受容体は，その局在により細胞膜に存在する①細胞膜受容体と，細胞質や核内に存在する②細胞内(核内)受容体に大きく分けることができる．表1-1にこれらの分類を，図1-1にその模式図を示す．

　細胞膜受容体は，生理活性物質と結合した後，細胞膜，細胞内へのシグナル伝達を行う．(a)イオンチャネルの場合は，細胞膜電位の変化がシグナルであり，(b)Gタンパク共役型ではGタンパクを介して産生される細胞内セカンドメッセンジャーがシグナルである．(c)酵素活性型では，タンパク質のリン酸化がそのシグナルである．

　一方，(d)細胞内受容体は，脂溶性分子が細胞内へ進入後結合する転写因子であり，そのシグナルは核内で遺伝子発現を調節する．

2) 受容体を介する薬物

　受容体を介する薬物は，上記受容体のいずれかに結合することで，その受容体シグナル伝達を変え，その結果として受容体活性を促進あるいは抑

受容体
生理活性物質が特異的に結合するタンパク

受容体シグナル伝達
生理活性物質がその受容体と結合することで生じる細胞内情報(シグナル)のやりとり

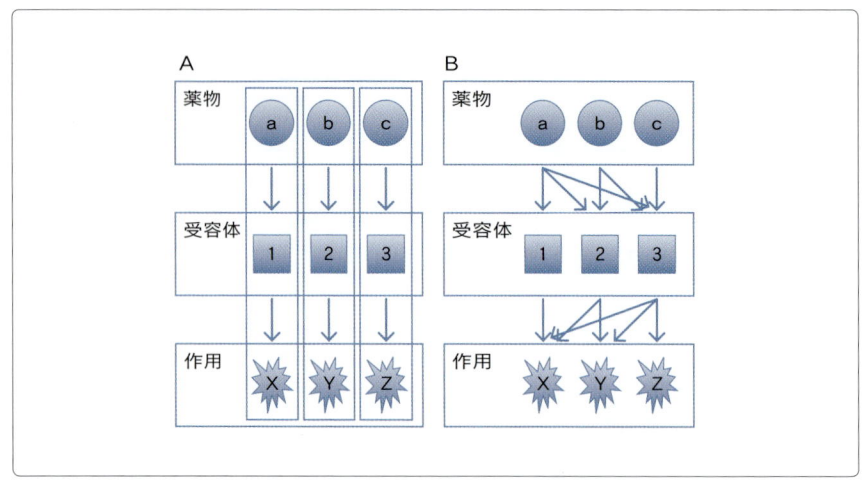

図1-2 受容体と薬物間の関係

制して薬理作用を発現する．

その他の細胞内薬物ターゲットとして，①構造タンパク質（チューブリン‐抗癌薬），②酵素（ビタミンKエポキシドリダクターゼ‐抗凝固薬ワルファリン），③細胞内シグナル伝達分子（アポトーシス，炎症関連）がある．これらも薬物と物理化学的に結合するので薬物受容体とみなすことができよう．

受容体を介する薬物の作用の特徴は，①微量で特異的な作用を現す，②同一の受容体と結合する薬物は同一の薬理作用を示す，③それら薬物には共通の立体化学構造がある，④類似の化学構造を持つ薬物により特異的に抑制される，ことが挙げられる．

この受容体を介した薬物間の関係を図1-2に示す．

薬物と受容体は1対1の関係である（A）．ある受容体に対し複数の薬物が結合する場合にはそれぞれの薬理作用は同じであり，作用は相加的となる（⇒1-6「薬物の併用」を参照）．個々の受容体のシグナル伝達機序が異なっていてもある一つの薬理作用に収斂する場合もあるし，逆に一つの受容体機能が複数の薬理作用に発散していく場合もある（B）．

3）受容体を介さない薬物

□化学的機序

投与された薬物が生体内に存在する化学物質と化学反応を起こし，その生体内化学物質の作用を高めたり減弱する場合．たとえば制酸薬は，胃液の塩酸を中和して薬理作用を示す．

□物理化学的機序

浸透圧利尿薬のように細胞内外の浸透圧の変化を介して水の移動や細胞膜イオン透過性を変える場合のように，薬物の物理化学的特性に基づく非特異的な作用である．

「鍵と鍵穴」理論
薬物がその受容体と特異的に結合する様子を鍵（薬物）と鍵穴（受容体）に例えた考え

光学異性体
上記理論から受容体に結合できる薬物はある立体化学構造を持つことがわかる．逆に共通の立体化学構造を持つものは同じ受容体に結合することができる．ある種の薬物には化学式が同じでも鏡像関係にあるように立体構造の異なるものがある．これを光学異性体といい，受容体と高い親和性で結合できる（結合しやすい）のは一方のみである．

□生化学的機序
　生理活性物質の前駆体や代謝拮抗物質などのように，生体機能を調節する酵素や代謝に影響を及ぼし，薬理作用を現す場合をいう．

1-4　薬物の用量と作用

1）用量反応曲線

　薬物の用量とは，薬物に対する生体側の反応性を左右する因子であり，①薬理作用の質的相違だけでなく，②薬物動態の差違による反応性の変化をもたらす．

　投与された薬物の量に応じて，その薬理作用は大きくなることは経験的に理解されるだろうが，投与量が2倍になったからといって薬理作用が2倍になるとは限らない．用量と作用の関係は単純な比例関係ではないのである．

　受容体を介した薬物の作用は，「薬物に対する反応は，薬物と結合した（占有された）受容体の濃度に比例する」とみなすことができる．したがって，薬物・薬物受容体複合体の量が薬理作用の大きさを規定し，薬物の持つ受容体への結合のしやすさが産生される複合体の量，そしてそれにより引き起こされる薬理作用の大きさを決めることになる．この結合のしやすさをそれぞれの薬物が持つ**効力** potency と呼ぶ．

　一方，薬物・薬物受容体複合体（AR）が形成された後に生じる刺激（薬理作用）の大きさ（S）は，同じ受容体に結合する薬物間でも異なり，次式で表される．

$$S = \alpha_A [AR] \qquad 式（1）$$

　このα_Aをその薬物の**固有活性**（intrinsic activity あるいは efficacy）と呼び，受容体との結合を意味する効力（potency）とは独立したそれぞれの薬物固有の性質である．

　以上の観点から薬物と薬物受容体との相互作用は次式で表される．

$$D + R \underset{k_{off}}{\overset{k_{on}}{\rightleftarrows}} DR \underset{k_{\beta}}{\overset{k_{\alpha}}{\rightleftarrows}} DR^* \qquad 式（2）$$

　ここで，Dは薬物，Rは薬物受容体，R^*は活性化された（薬理作用の現れる）受容体を表し，効力 potency は k_{off}/k_{on} で，固有活性 efficacy は k_α/k_β で表される．

　この用量と反応の関係をグラフで表すとき，横軸に用量をとり，縦軸に薬物の作用（反応）をとると，それぞれの薬物に固有の用量反応曲線を得ることができる（図1-3）．

　一般には用量を表す横軸を対数にとるとS字状カーブになる．それぞれの薬物の最大反応の半分の反応を引き起こす薬物の量を**50％有効量**（ED_{50}

用量反応曲線
薬物の用量（横軸）と薬理作用の大きさ（縦軸）との関係をグラフで表したもの

効力
薬物の受容体との結合のしやすさ

固有活性
薬物が受容体と結合した後どれほど薬理作用を引き出すことができるかそれぞれの薬物が持つ固有の性質

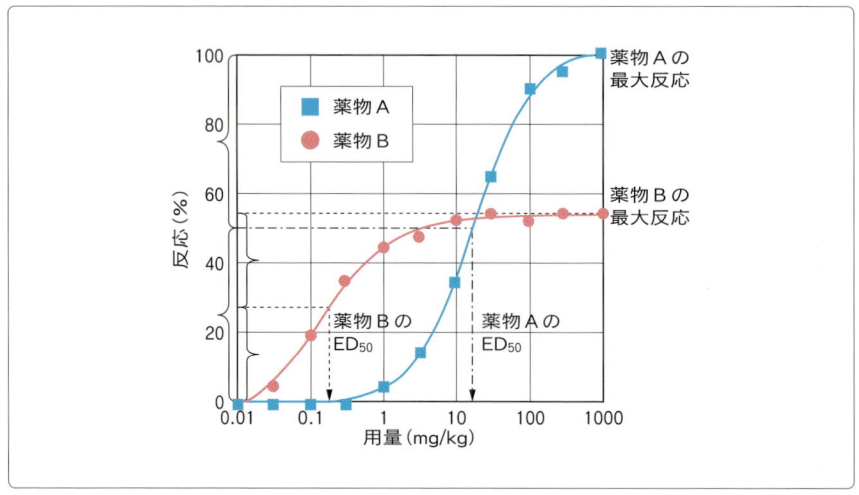

図1-3 　用量反応曲線

といい，薬物の効力 potency を表す．図に示すように薬物 A，B が同じ受容体に結合するのであれば最大反応の違いはそれぞれの固有活性 efficacy を示している．このように，薬物受容体の実体と薬理作用が現れるまでの具体的な過程がわからなくとも，この用量反応曲線からはそれぞれの薬物が持つ固有の性質を量的にとらえることができる．

　受容体と結合して，その受容体反応を引き起こすことのできる薬物を**アゴニスト** agonist と呼ぶ．図1-3では，薬物 A，B はともにアゴニストである．しかしその最大反応は異なっている．式（1）から，薬物の固有活性は 0 から 1 の範囲で表すとすると，$\alpha = 1$ の薬物，すなわちもっとも大きい反応を引き出すことのできる薬物を**完全アゴニスト** full agonist といい，$\alpha < 1$ のものを**部分アゴニスト** partial agonist という．図の薬物 A を完全アゴニストとすると，薬物 B は部分アゴニストである．受容体に結合しても何ら反応を引き起こさない薬物，すなわち $\alpha = 0$ のものを**アンタゴニスト** antagonist という．受容体に結合してもそれ固有の活性を持たないが，アゴニストの結合を妨げることになり，アゴニストの作用を競合的に遮断することで生体機能に影響を与えることになる．この結果生じる生体機能の変化はその薬物（アンタゴニスト）の薬理作用である．

2）治療係数

　薬物の用量と薬理作用（主作用）だけでなく，有害作用，致死作用についても薬物の用量との関係でみることができ，薬物の安全性についての判断基準を与えてくれる（図1-4）．

　図1-5は，主作用と致死作用の用量反応曲線を表しており，それぞれの**50％有効量**（ED_{50}），**50％致死量**（LD_{50}）を示す．この LD_{50} と ED_{50} の比（$LD_{50}/$

50％有効量
最大反応の50％の反応を生じる薬物の量．薬理作用を各個体での発生の頻度で見た場合には，50％の個体に薬理作用を引き起こす薬物の量

アゴニスト
受容体と結合して受容体反応（シグナル伝達）を引き起こすことのできる薬物

完全アゴニスト
最大の薬理作用を示すアゴニスト

部分アゴニスト
用量を多くしても完全アゴニストの示す最大反応に達することができないアゴニスト

アンタゴニスト
アゴニストの作用に拮抗するもの

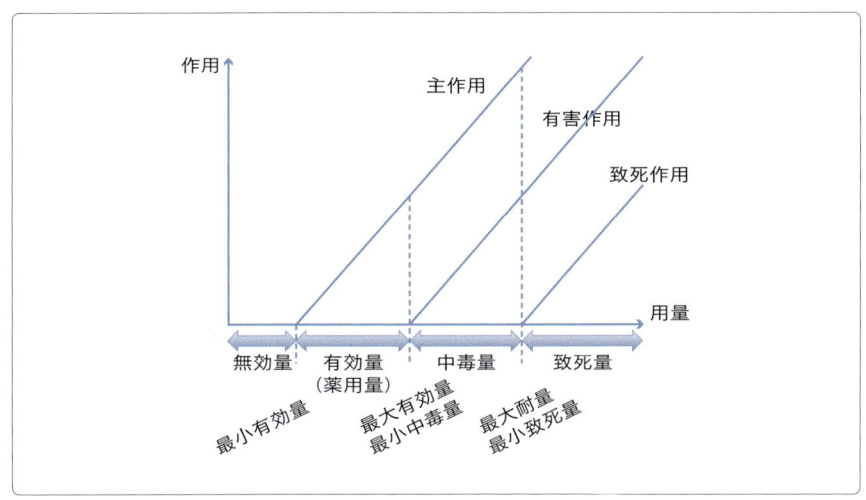

図1-4 薬物の安全性についての判断基準

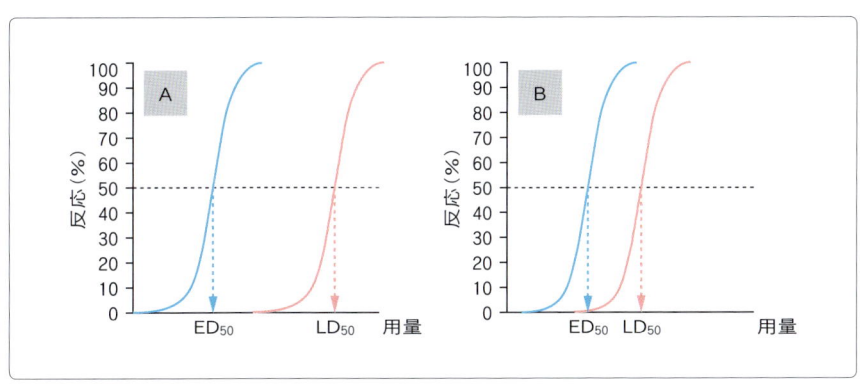

図1-5 主作用と致死作用の用量反応曲線

50％致死量
一群の動物に対し50％が死ぬ薬物量

治療係数（安全域）
50％致死量と50％有効量の比で，薬物の安全性を示す指標

無効量
用量が少なすぎて薬効が生じない量

最小有効量
薬効を生じる最少量

有効量（薬用量）
治療効果を現す薬物量

最大有効量
中毒症状を起こさず最大の薬効を生じる量

最小中毒量
中毒症状を現す最少量

中毒量
中毒症状を現す薬物量

最大耐量
中毒症状を起こしても死に至らない最大量

最小致死量
はじめて死をきたす最少量

致死量
死をきたす薬物量

ED_{50}）を**治療係数（安全域）**という．安全に用いることができることを示す指標で，図1-4でみた薬用量と致死量の隔たりを意味し，大きければそれだけ安全であるといえる．図1-5の薬物Aは，薬物Bよりも治療係数が大きく，安全性の高い薬物といえる．

1-5 生体の感受性

薬物に対する反応を規定する生体側の要因が薬物感受性であり，種差，性差，年齢，特異体質，薬物アレルギー，病的状態により影響を受ける．

1）年齢（小児・高齢者）

小児や高齢者は成人に比べ薬物に対する感受性が異なる．

小児は発育途上にあることから薬物の体内動態を左右する代謝，排泄に関わる臓器が未発達なため，一般に薬物への感受性が高い．したがって，

こうしたことを考慮に入れ薬物の投与量を決める必要がある．

小児は**コンプライアンス**が低く，処方された薬物が指示どおりに服用されているかどうかは親の責任といえよう．また，子どもの能力を考え，投与方法・剤形・投与時刻を決めなければならない．小児における薬物投与量の基準は，体表面積に基づくのがもっとも合理的であるが，年齢に基づく次式がその体表面積から得られる値に近似していてよく用いられる．

これを用いて換算した表が以下に示す von Harnack の換算表である(**表1-2**)．

> Augsberger(II)式：
> 小児量＝{(年齢×4＋20)／100}×成人量

表1-2　von Harnack の換算表

新生児	0.5年	1年	3年	7.5年	12年	成人
1/20〜1/10	1/5	1/4	1/3	1/2	2/3	1

一方，高齢者では薬物動態の特徴として，
①消化管吸収が遅い
②血漿アルブミン量減少により分布容積が増加
③腎血流量の減少から排泄機能の低下
④肝薬物代謝機能の低下

などがみられ，薬物の半減期の延長，蓄積から中毒が生じやすい．しかし，こうした変化には個人差が大きく，小児の場合のような一般的な投与量の算定方式というものは実用化されていない．

2）遺伝的素因

薬物の感受性における人種差，個人差の背景には遺伝的な要因がある．たとえば，薬物代謝に関わる酵素が欠損していれば，その酵素により代謝を受ける薬物の作用は強く現れたり質的に変化を受けたりする．これが個人に起きれば特異体質といわれる現象であり，集団で現れれば民族学的背景といえる．

3）プラセボ効果

薬理学的にまったく効果を持たない物質(でんぷん等)を投与した場合でも，事前に薬効があることの暗示を与えれば効果が現れることがある．この現象を**プラセボ(偽薬)効果**という．プラセボ効果は心理的に大きく左右されるが，すべての人に出現するわけでもない．プラセボ効果を確かめるためにはこの現象を考慮に入れる必要があり，臨床試験において2群比較を行う場合には，対照としてプラセボ投与群を用いる．

コンプライアンス
薬物服用の遵守(言い付けを守ること)

分布容積／薬物代謝／半減期
⇒ p.29,30,34参照

プラセボ効果
薬理作用のない物質(プラセボ)を投与して何らかの効果が得られる場合

1-6 薬物の併用

2種類以上の薬物を併用した場合，それぞれを単独で用いたときとは異なった効果が現れることがある．それぞれの薬理作用からみた場合には，同じ作用を持つものを併用したとき単独で用いたときよりも作用が大きくなる協力作用と，効果が減弱・消失する拮抗作用がある．また相互作用の機序からは，薬力学的薬物相互作用と薬物動態学的薬物相互作用に分けることができる．

1）協力作用

薬物を併用した場合，それらの効果が増強されることを協力作用という．それぞれ単独の効果の和に等しい場合を相加作用，それ以上の効果が現れる場合を相乗作用という．

2）拮抗作用

薬物を併用した場合，薬物どちらかあるいは両方の効果が減弱または消失することを拮抗作用という．薬物受容体レベルでの拮抗（アゴニスト，アンタゴニストの項参照）以外にも，併用した薬物の物理化学的性質により直接化学反応を起こして作用が減弱する化学的拮抗や，作用点は異なるが互いに相反する生理作用を介して拮抗する機能的拮抗が挙げられる．

3）相互作用

☐ **薬力学的薬物相互作用**

併用される薬物が互いの薬理作用に影響を及ぼす場合

例）酸性非ステロイド性抗炎症薬（NSAIDs）とニューキノロン系抗菌薬併用による痙攣：

中枢神経系における抑制性のGABA神経系が抑制されることにより，脱抑制としての見かけ上の興奮である痙攣が生じることがある．ニューキノロン系抗菌薬には高用量においてGABA受容体遮断作用を示すが，通常の臨床で用いる用量では生じない．しかし，酸性非ステロイド性抗炎症薬を併用することによりGABA受容体への親和性が増し，その結果GABA受容体遮断作用が生じて痙攣をもたらすことがある．このため両者は併用禁忌とされている．

☐ **薬物動態学的薬物相互作用**

併用される薬物がそれぞれの吸収，分布，代謝，排泄の過程において相互に影響を及ぼす場合

例）ワルファリンとインドメタシンの血漿タンパク結合上の相互作用：

ワルファリンの置換・放出によりワルファリンの作用が強く現れ，低プロトロンビン血漿となり重篤な出血問題を引き起こす．歯科治療後の出血が止まりにくくなるばかりでなく，鼻血や打撲による出血が生じる．非ス

協力作用
薬物の併用により効果が増強されること

相加作用
薬物の併用によりそれぞれの単独使用時の効果の和として協力作用が現れた場合

相乗作用
薬物の併用によりそれぞれの単独使用時の効果の和以上に協力作用が現れた場合

拮抗作用
薬物の併用により一方の薬物の効果が減弱すること

競合的拮抗
同一の受容体をアゴニストと競り合うかたちで拮抗すること

非競合的拮抗
同一の受容体以外のところに作用してアゴニストの作用に拮抗すること

薬力学的薬物相互作用
併用される薬物が互いの薬理作用に影響を及ぼす場合

薬物動態学的薬物相互作用
併用される薬物がそれぞれの吸収，分布，代謝，排泄に影響を及ぼす場合

テロイド性抗炎症薬は消化性潰瘍を誘発し，ワルファリン服用患者では消化管での出血の危険性をもたらす．

1-7　薬物の連用

薬物は1回の投与で効果が現れる場合(屯用)と，反復投与により治療効果が現れる場合があるが，多くの薬物は反復投与されることが多い．薬物の反復投与を連用というが，連用により問題の生じる場合がある．

1）蓄積

蓄積とは，吸収に比べ代謝・排泄が遅い薬物を反復投与した際みられる現象で，継続的な使用で血漿中の濃度の上昇が容易に中毒域に達しやすいため，治療域を維持するには投与計画と血中濃度のモニタリングなどの管理が必要である．

薬物：ジギタリスなど

2）耐性

耐性とは，継続的な使用で生じる薬物効果の低下をいう．その機序として，①薬物血中濃度の低下(薬物動態学的耐性または代謝性耐性)，②薬物受容体の減少や細胞内情報伝達系の脱連関(薬力学的耐性または機能的耐性)＝**脱感作**，③学習による代償作用の獲得(行動的耐性または学習性耐性)が考えられる．

薬物：モルヒネ，バルビツール酸など

3）依存

依存とは，連用している薬物の精神的効果もしくは身体的効果(あるいは両者)を持続させたいという欲求を強く持ち，薬物の摂取を中止できない状態をいう．

一方，嗜癖とは，正常機能を阻害する脅迫的な薬物使用と薬物探索を続ける状態をいう．耐性，依存が薬物を常用することに対する生理学的な順応であるのに対し，嗜癖は不適応状態であるといえる．

薬物：麻薬，バルビツール酸，ベンゾジアゼピン類など

1-8　薬物の副作用・有害作用

薬物には治療効果だけでなく必ずといってよいほど好ましくない効果ももたらされる．

□**主作用**
治療目的とする効果

□**副作用**
治療上不必要な，障害となる作用(主作用以外の作用，治療目的以外の作用)

蓄積
反復投与により薬物が体内に長く残存される現象

耐性
継続的な使用により薬効が低下し，同じ効果を得るためには増量しなければならない状態となること

タキフィラキシー
薬物の短時間の反復投与で生じる反応性の低下

脱感作
薬物に対する受容体レベルでの反応性の低下

精神的依存
不安からの逃避や快楽のため欲求のままに薬物を摂取し中止できなくなった状態

身体的依存
生体がその薬物に適応し摂取を止められなくなり，もし止めると退薬症状をきたすようになった状態

離脱(退薬)症状
依存形成が生じた後にその薬物の摂取を止めた際出現する症状．薬物による生体機能の抑制を代償している状態なので，突然の中止は機能回復だけでなく代償作用によるそれ以上の病的機能亢進が生じる．

□有害反応
疾病の予防，診断，治療の目的で薬物を常用量で用いたときに発現する，有害でかつ意図しない反応

*副作用と有害反応

副作用は主作用以外のすべての作用を指し，用量に規定されず，また生体に為害作用をもたらさない作用も含む．これに対し，有害反応は通常の臨床で用いる量で生じる意図しない有害な反応である．我が国では両者は同義で用いられてきた．それは副作用とは一般に有害なものであるという我々の認識があるからであり，本書においても慣用に従ったところもある．

1）副作用の出現する原因
（1）過量
（2）感受性の増大
（3）選択性の欠如

2）副作用・有害作用の種類
（1）薬物アレルギー
　Ⅰ型　アナフィラキシー型（即時型）：ペニシリン系抗生物質，プロカイン
　Ⅱ型　細胞障害型（即時型）：ペニシリン，メフェナム酸
　Ⅲ型　アルサス型（3～10時間）
　Ⅳ型　遅延型（1～2日）
（2）造血臓器障害
□赤血球障害
　クロラムフェニコール
□白血球障害
　クロルプロマジン（DNA合成抑制による中毒性顆粒球減少症，緩徐に進行），スルピリン，メフェナム酸（薬物アレルギー性顆粒球減少症，急速）
□血小板障害
（3）肝障害
薬物代謝過程において**フリーラジカル**を生じて過酸化脂質が形成され，それが細胞膜の正常機能を障害して破壊することによる．
　例）ハロタン，イソニアジド，MAO阻害薬
（4）腎障害
薬物の排泄過程において障害を受けやすい場合
　例）アミノグリコシド系抗生物質
（5）中枢神経障害
　例）抗精神薬によるパーキンソン症候群，インターフェロンによるうつ病

薬物アレルギー
一度用いた薬物が抗原となり，つぎに用いたときに現れる免疫反応．通常薬物は小分子なのでそれだけで抗原となるのではなく，ハプテンとして生体タンパクと結合したものが抗原となる．皮膚・粘膜症状が主である．

薬物過敏症
薬物アレルギーとほぼ同義に用いられるが，非アレルギー性の過敏症もある．アスピリンをはじめとする酸性非ステロイド性抗炎症薬は，アレルギー反応のほかにアスピリン喘息を例とする非アレルギー性の過敏症を起こす．

フリーラジカル
不対電子（電子軌道に単独で存在する電子）を持つ原子または分子種．非常に不安定で反応性が高く，毒性の要因となる．

3）口腔領域に現れる副作用の種類

（1）歯肉肥大

□抗てんかん薬
　フェニトイン

□高血圧・狭心症治療薬
　ニフェジピン，ジルチアゼム，ベラパミル

□免疫抑制薬
　シクロスポリン

（2）味覚障害

□テトラサイクリン系抗生物質

（3）唾液腺障害

□口腔内乾燥症
　抗コリン作用を有する薬物（三環系抗うつ薬，抗不安薬，抗コリン薬など），その他（抗ヒスタミン薬，メチルドパなど）

□唾液分泌過多
　漿液性唾液分泌増加（ピロカルピンなど），粘液性唾液分泌増加（アドレナリンなど）

（4）炎症

□口唇炎，舌炎
　インドメタシンなどの非ステロイド性抗炎症薬，テトラサイクリンなどの抗生物質含有トローチ

□皮膚疹
　催眠薬フェノバルビタール，含嗽薬アズレン，副腎皮質ホルモン

（5）歯の形成不全，着色
　歯の形成期にある種の薬物が摂取されたときに生じる．妊婦が摂取した場合は胎児に影響が及ぶ．

□フッ化物
　斑状歯（エナメル形成不全，歯の表面の褐色着色）

□テトラサイクリン
　Ca^{2+}キレート作用の結果としてのエナメル質形成不全と歯の着色

□ビタミンD大量投与
　エナメル質減形成

口腔乾燥症
唾液分泌の低下により口腔内が乾燥する症状．シェーグレン症候群のように唾液腺萎縮で起こるものと左記にある薬物によって引き起こされるものがある．

催奇形
サリドマイドによる奇形（四肢形成不全など）で知られるように，妊婦に対する投薬には当の妊婦に対するだけでなく胎児に対する影響も考える必要がある．

復習しよう！

1 薬物の治療係数（安全域）を定めるのはどれか．2つ選べ．
a 耐量
b 50％中毒量
c 50％致死量
d 50％有効量

2 薬物の反復投与により生じる現象はどれか．
a 薬物アレルギー
b タキフィラキシー
c プラセボ効果
d コンプライアンス

3 小児の薬物投与量の補正は何に基づくのがよいか．
a 治療時体重
b 出生児体重
c 体表面積
d 母親の既往歴

4 薬物の用量で正しいのはどれか．2つ選べ．
a ED_{50}とLD_{50}値が接近するほど安全性が低い．
b 最大耐量は最大有効量よりも大きく最小致死量に近似する．
c 50％中毒量は最大耐量と等しいか少ない．
d 薬物の最小致死量は50％致死量よりも正確に測定できる．

5 正しいのはどれか．2つ選べ．
a 妊婦における薬物の催奇形性は妊娠初期に起こりやすい．
b 薬は最小中毒量を超えては使用できない．
c 薬物に対する過敏症はすべてアレルギー反応である．
d 妊婦へのテトラサイクリン投与により，胎児の歯形成不全が生じる．

6 プラセボ効果について正しいのはどれか．2つ選べ．
a 一部は薬理効果である．
b 治療効果の一部である．
c 治療の妨げとなる．
d 臨床比較試験に用いられる．

7 生体の薬物感受性に影響を与える因子はどれか．2つ選べ．
a 年齢
b 体重
c 投与量
d 遺伝背景

8 競合的阻害について正しいのはどれか．2つ選べ．
a 最大反応の大きさを低下させる．
b 受容体の親和性を低下させる．
c 用量反応曲線を左方にシフトする．
d 受容体のアゴニスト結合部位に結合する．

9 用量反応曲線について正しいのはどれか．2つ選べ．
a 薬物濃度を横軸に対数で目盛る．
b 曲線が右にあるほど効力は大きい．
c 曲線が右にあるほど親和性が高い．
d 効力の指標である50％有効量が算出できる．

10 薬理作用に無関係なのはどれか．
a 投与量
b 固有活性
c 血漿濃度
d プラセボ効果

＜解答＞
1：cとd
2：b
3：c
4：aとb
5：aとd
6：bとd
7：aとd
8：bとd
9：aとd
10：d

chapter 2 薬物の適用方法と薬物動態

学習目標
- □ 薬物の適用方法を列挙し，その特徴を説明できる．
- □ 薬物の生体内動態(吸収，分布，代謝，排泄)を説明できる．
- □ 薬物の血中濃度推移を説明できる．

2-1 薬物の適用方法

- 薬物適用後の血中濃度は，ある時点で最高濃度に達し，その後は次第に低下し，やがて消失する(図2-1)．
- 適用方法により，薬物の吸収の割合，最高血中濃度到達時間は異なる．
- **全身適用，局所適用，経口投与，非経口投与**に分類される．

1) 全身適用
- 薬物が血中に入り，全身に作用することを目的とした方法を**全身適用**という．
- 錠剤，カプセル剤，顆粒剤，液剤，注射剤などを用いる．

2) 局所適用
- 薬物がある限定された部位のみに作用することを目的とした適用方法を**局所適用**という．
- 軟膏剤，湿布剤，貼付剤，点眼剤などの**外用剤**を用いる．

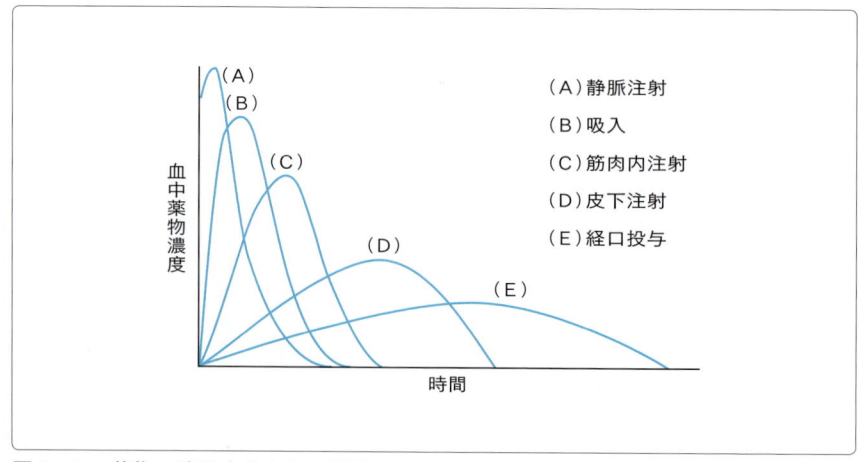

図2-1 薬物の適用方法と血中濃度

(A) 静脈注射
(B) 吸入
(C) 筋肉内注射
(D) 皮下注射
(E) 経口投与

血中薬物濃度
血液中の薬物濃度を指す．薬物の効果を期待するには至適な血中濃度を維持することが必要である．

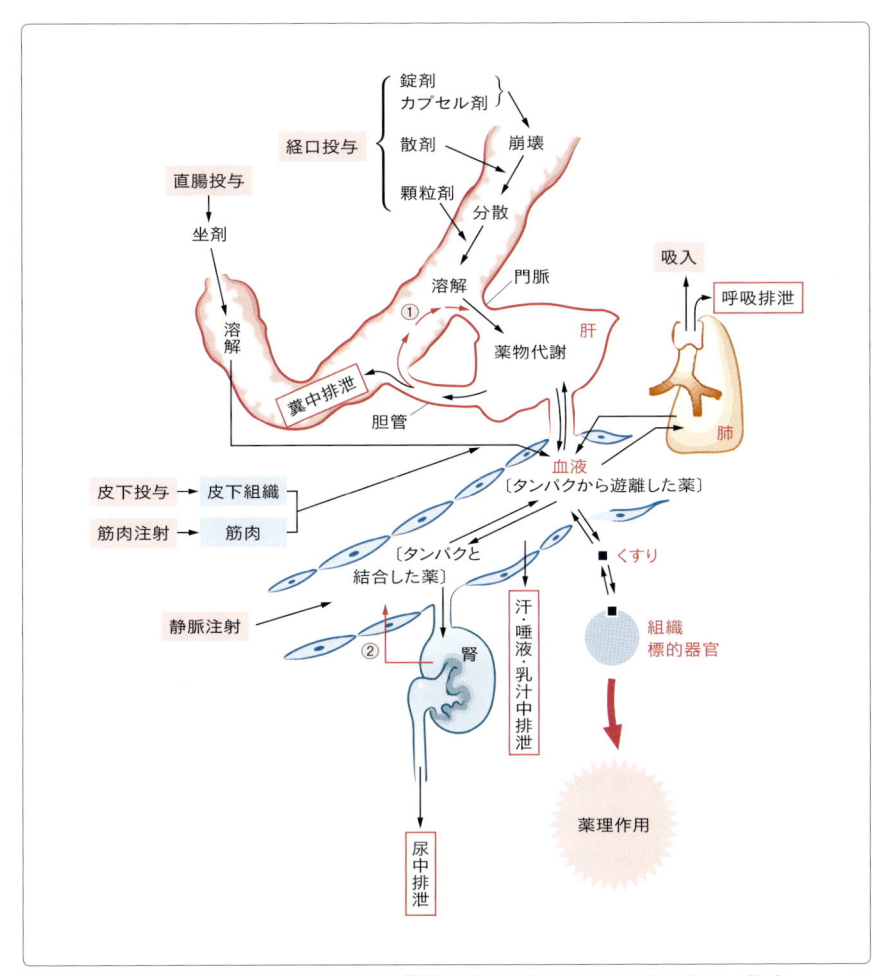

図2-2　いろいろな薬の投与方法と排泄過程(伊藤春生ほか:歯科衛生士教育マニュアル,薬理学,クインテッセンス出版,1986より引用)
①腸肝循環,②尿細管からの再吸収.

門脈
腹腔の消化管(胃,小腸,大腸,膵臓,胆のう)と脾臓からの静脈血を集めて,肝臓に運ぶ静脈

3) 経口投与

- もっとも一般的な適用方法である．**内服**ともいう．
- 薬物は胃や小腸から吸収されるが,小腸は絨毛で覆われた多数のひだを持ち,面積が大きいので,大部分の薬物は小腸から吸収される.
- 胃,小腸から吸収された薬物は**門脈**を通り肝臓へ移行する(図2-2).そこで薬物の一部が代謝(分解)され効果・毒性が弱まる.これを**初回通過効果**という.肝臓を通過した薬物は心臓を経由して全身に運ばれる.

＜長所＞
①投与が簡便で安全である.
②薬物が消失するまでに時間を要するので作用の持続性が期待できる.
③用量と剤形を比較的自由に選択できる.

経口投与
薬物の投与方法の一つ.薬物は胃,小腸粘膜から吸収され,肝臓で一部が分解(初回通過効果)された後に全身に運ばれるので,血中濃度の上昇は遅い.

＜短所＞
①吸収が遅いので血中濃度の上昇に時間を要し，高濃度に達しにくい．
②作用の発現が遅い．
③薬物の薬理作用が不安定である．
④緊急時には不適である．
⑤胃酸で分解・失活する薬物(インスリン，アドレナリン，ヘパリン，ベンジルペニシリン，男性ホルモンなど)には不適である．
⑥吐き気，嘔吐患者には使用できない．
⑦消化器障害を起こしやすい．
⑧肝臓で一部代謝(初回通過効果)される．

4）非経口投与

- 注射，吸入，舌下投与，直腸内投与，皮膚投与などがある．
- 消化管の上皮細胞を通過しないので肝臓での初回通過効果を受けない．
- 経口投与で分解・失活する薬物に適用できる．

（1）注射

＜長所＞
①吸収，効果が確実で速効性である．
②吐き気，悪心，嘔吐，食道障害のある患者などに使用できる．

＜短所＞
①出血，感染，組織障害などの危険性が高い．
②刺激性，疼痛を伴う．
③副作用(ショック，呼吸困難など)が強い．

□**静脈内注射**
- 直ちに最高(有効)血中薬物濃度に達するので作用の発現が速い(図2-1)．
- 短時間に血中薬物濃度は低下するので持続時間は短い．
- 緊急時に有効である．
- 副作用，中毒の発現は他の適用方法に比べて高い．
- 輸液，輸血の点滴に適用される．

□**筋肉内注射**
- 筋肉は血管に富んでいるため吸収は皮下注射より速い．
- 油性懸濁注射剤は徐々に吸収されるので作用が長く持続する．
- 小児では筋肉障害(筋萎縮症など)を起こすおそれがある．

□**皮下注射**
- 毛細血管から吸収される．
- 吸収は筋肉内注射より遅いが，経口投与よりは速い．
- 一般に水溶性の薬物が投与される．
- 皮下は知覚神経が走行しているため刺激性薬物の投与には不適である．

非経口投与
経口投与以外の薬物の投与方法．注射，吸入，口腔内，直腸内，経皮投与が該当する．

油性懸濁注射剤
水に不溶性の薬物をゴマ油，コーン油などの植物油とともに懸濁し，溶剤中に微細粒子を均一に分散した製剤．刺激性があるので静脈内注射や皮下注射をすることはできない．

筋萎縮症
骨格筋が量的に減少することで，非活動性，神経原性，筋原性萎縮に分けられる．筋原性は筋線維の障害で生じ，局所性の原因(注射など)や全身性疾患により筋が侵される場合や，筋肉自体が変性を起こす場合もある．

☐皮内注射
- ツベルクリン反応など局所に適用する場合に用いる．

☐動脈内注射
- 特定の局所部位に高濃度の薬物を作用させる場合に用いる．
- 抗悪性腫瘍薬やエックス線造影剤などの投与に用いる．
- 高度な技術を必要とする．

（2）吸入

☐経肺適用
- 気体や揮発性の薬物の投与に適している．
- 肺胞から急速に吸収され，血中に入る．
- 一般に脂溶性の高い薬物が吸収されやすい．
- 血中薬物濃度の調節が容易である．
- **吸入麻酔薬**の投与による**全身作用**や，気管支喘息治療薬のエアゾール剤として，気道での**局所作用**を期待する場合もある．

☐経鼻適用
- 薬物は鼻腔下部の呼吸器粘膜上皮から吸収され，脈管系を介して直接心臓に運ばれる．
- 投与が容易で血中濃度の上昇が皮下注射より速い．
- 狭心症治療薬の**亜硝酸アミル**の投与に用いる．

（3）口腔投与

☐舌下投与
- 薬物を舌下に挿入し，口腔粘膜から直接吸収させ，**全身作用**の目的に用いる．
- 吸収された薬物は，毛細血管から内頸静脈を介して直接心臓に入るため，消化管での分解や肝臓での初回通過効果を回避できる．
- 吸収が速いので緊急を要する場合に適している．
- 狭心症発作時に**ニトログリセリン**を**舌下錠**として用いる．

☐口腔内適用
- 口腔粘膜や歯に薬物を種々の方法で**局所適用**する．
- 歯肉炎や口内炎の治療薬や消毒薬を**軟膏剤**，**トローチ剤**，**含嗽剤**，**貼付剤**として適用する．
- 消毒薬や腐蝕薬を**イオン導入法**（弱い電圧をかけ，解離した薬物を組織に浸透させる方法）を用いて適用する．
- フッ化ナトリウムをう蝕予防のために歯面に塗布する．
- **バッカル錠**は歯肉頬部に挿入し，唾液で徐々に溶解して口腔粘膜から吸収させ，**全身作用**の発現を目的に用いる．

（4）直腸内投与
- 肛門から直腸内に**坐薬**として挿入し，直腸粘膜から吸収させて**全身作用**の発現を目的に用いる．

亜硝酸アミル
狭心症の治療薬．細胞内で NO に還元され，cGMP 産生を促進し，Ca ポンプを活性化し，細胞内 Ca^{2+} 濃度を減少させる．その結果，血管が拡張する．即効性であるので発作時に用いる．

ニトログリセリン
狭心症の治療薬．すべての血管平滑筋を拡張させるが，比較的太い冠血管を優先して拡張する．狭心症発作時には舌下錠が第一選択薬となっている．他に軟膏，貼付剤などがあり，発作予防に使用されている．

トローチ錠
口中で徐々に溶解させて，口腔や咽頭粘膜に対して殺菌，収斂などの局所作用を示す．

バッカル錠
口腔内の歯と頬の間にはさみ，唾液で溶解させて口腔粘膜から吸収させる．全身作用が期待できる．

坐薬
肛門または膣に適用する固形の外用剤．体温または分泌液で徐々に溶ける．局所作用，全身作用を目的とするものに分けられ，小児，高齢者の薬物投与に適している．

- 挿入部位によっては一部肝臓の初回通過効果を受けるが，大部分は肝臓を経由せずに直接血中に移行する．
- 胃腸を障害する薬物，消化液で分解される薬物，意識障害，痙攣，嘔吐，衰弱患者，幼児の投与に適している．

（5）経皮投与
- 皮膚に適用し，皮脂腺，毛嚢，汗腺から吸収させる．
- 軟膏，クリーム，ローション液，湿布剤，貼付剤などの外用剤を**局所作用**，あるいは狭心症発作の予防に**ニトログリセリン貼付剤**やがん性疼痛の鎮痛に**フェンタニル貼付剤**などを**全身作用**の目的で用いる．
- 持続性の作用が期待できる．

2-2　薬物の生体内動態

- 投与された薬物は，**吸収**，**分布**，**代謝**，**排泄**の4段階の過程を経て，体内から体外へ出ていく（図2-2参照）．

1）吸収

- 薬物が適用された部位から血中に移行する過程をいう．
- 薬物が吸収され，標的作用部位に達するには生体膜を通過しなければならない．

（1）薬物の生体膜通過様式
　①受動輸送：エネルギーを必要としない輸送

☐ 単純受動拡散
- 濃度勾配（薬物濃度が高い方向から低い方向）に従って移動する．
- 多くの薬物はこの方法で吸収される．

☐ 促通拡散
- 細胞膜のタンパク質（担体）と結合して膜内部を移動し吸収される．
- 濃度勾配に従う．

☐ ろ過
- 細胞膜の細孔を通過する．
- 腎糸球体における通過が代表的である．

☐ 細胞間隙流
- 毛細血管の内皮細胞間隙を通過する．

　②能動輸送
- 薬物濃度の低い方向から高い方向へ移動する．
- エネルギー（ATPなど）や担体を必要とする．

（2）吸収に影響を及ぼす因子
- 薬物の**解離度**と**組織pH**が影響する．
- 薬物は溶液中で**非イオン型**（非解離型）と**イオン型**（解離型）に分かれる．
- 非イオン型は**脂溶性**が高いので吸収されやすい．

フェンタニル
麻薬性鎮痛薬．鎮痛作用はモルヒネの約80倍であるが，持続時間が短い．ドロペリドールと併用して神経遮断性鎮痛に用いられる．

非イオン型
非解離型ともいう．脂溶性が高く，水溶性が低い性質を持つ．生体膜を通過しやすいので消化管から吸収されやすい．

イオン型
解離型ともいう．水に対する溶解性が高く，脂溶性が低い性質を持つ．生体膜を通過しにくいので消化管から吸収されにくい．

- イオン型は**水溶性**が高いので吸収されにくい．
- 非イオン型／イオン型は，薬物の**解離定数**(pKa)と溶液の**pH**によって決まる．
- pKaとpHの関係はHenderson-Hasselbalchの式で示される．
  酸性薬物の場合：pKa=pH + log(非イオン型の酸／イオン型の酸)
  塩基性薬物の場合：pKa=pH + log(イオン型の塩基／非イオン型の塩基)
- **酸性薬物**はpHの低い**胃**で非イオン型になりやすい．
- **塩基性薬物**はpHの高い**小腸**で非イオン型になりやすい．

2）分布

- 薬物が血中から各種組織・臓器に移行する過程をいう．
- 薬物の標的組織・臓器への分布は薬理効果の発現につながる．それ以外への分布は副作用の発現につながる危険性がある．

＜分布に影響を及ぼす因子＞
（1）薬物側の因子
　①タンパク質との結合性
- 薬物は血中では**血漿タンパク質**（アルブミン，$α_1$-酸性糖タンパク質など）と結合した**結合型**と結合していない**非結合型**（遊離型）に分かれる．
- 遊離型薬物は毛細血管を通過できるが，結合型薬物はできない．
- 遊離型薬物が組織・臓器に到達して薬理作用を発現する．また，代謝・排泄される．
- タンパク質との結合性は各薬物によって異なる．
　②脂溶性
- **脂溶性薬物**（油に溶けやすい薬物）は生体膜，毛細血管を通過しやすい．また，皮下脂肪に蓄積しやすい．これが**薬物の貯蔵庫**の役割を果たす．
- 血漿タンパク質に結合した薬物や皮下脂肪に蓄積した薬物は，血中の遊離型薬物量の減少に伴い，徐々に遊離型へと移行する．
- 細胞内で作用する薬物の多くは**脂溶性**である．しかし，**水溶性**で細胞膜の受容体に作用する薬物もある．

（2）生体側の因子
　①親和性
- 組織，臓器がある薬物に対して**親和性**（結合性）が高い場合，その薬物の分布が多くなる．
- ヨード化合物は甲状腺に集中して分布する．
　②血流量
- 薬物は最初に血液循環量が多い組織，臓器に分布する．
- 脳，心臓，肝臓，腎臓は血液量が多いので薬物の分布量は多い．**脂肪，骨組織**は血液量が少ない．**皮膚，筋肉**は中間の血液量である．

解離定数
AとBからなる複合体ABが解離平衡(AB ⇔ A + B)にあるとき，質量作用の法則が適用される場合に，
$$K = \frac{[A][B]}{[AB]}$$
で定義される平衡定数Kを解離定数という．K値は与えられた溶媒中で温度が一定であれば一定の値をとる．

アルブミン
生体細胞や体液中に広く含まれる一群の単純タンパク質の総称．血漿アルブミンは主に酸性薬物の結合タンパク質である．

$α_1$-酸性糖タンパク質
糖タンパク質の糖成分中でシアル酸含量が高いものは酸性を示す．血清中でシアル酸含量が12.1%ともっとも多いタンパク質が$α_1$-酸性糖タンパク質である．$α_1$-酸性糖タンパク質は主に塩基性薬物の結合タンパク質である．

脂溶性薬物
脂に対する溶解性が高い性質を持つ薬物．生体膜の脂質に溶け込むような形で膜を通過する．体内に蓄積しやすい．

水溶性薬物
水に対する溶解性が高い性質を持つ薬物．生体膜の脂質に溶け込みにくいので生体膜を通過しにくい．

表 2-1　胎盤を通過する薬物の胎児・新生児への有害作用

薬　物	有　害　作　用
□テトラサイクリン系抗菌薬	歯の着色・エナメル質形成不全，骨発育不全
□アミノグリコシド系抗菌薬	第8脳神経障害(難聴)，腎障害
□クロラムフェニコール	グレイ症候群発症
□サルファ薬	胎児・新生児の核黄疸
□麻薬	胎児薬物依存，新生児呼吸麻痺
□バルビツール酸系誘導体	新生児呼吸麻痺
□サリドマイド	催奇形性(胎児アザラシ児)，流産，死産
□メトトレキサート，ビタミンA	催奇形性
□抗甲状腺薬	胎児の甲状腺機能低下，新生児の甲状腺腫
□抗てんかん薬	口唇・口蓋裂，心奇形，四肢奇形，中枢神経系異常
□抗不安薬	口唇・口蓋裂，心奇形，新生児の筋緊張低下
□黄体ホルモン薬	女児胎児外性器の男性化
□経口糖尿病薬	催奇形性，新生児に低血糖症状発現
□ワルファリンカリウム	新生児出血症(ビタミンK欠乏)
□チオペンタール	新生児に無呼吸

- **チオペンタール**は，まず血流の多い脳に分布し，麻酔作用を発現する．次いで血流の少ない筋肉，皮膚，脂肪組織に移行し，脳内濃度は低下して覚醒に至る．これを**再分布**という．

  ③関門
- 物質の選択的取り込みを制御して，血液と組織・臓器間の物質交換を調節している．
- 脂溶性が高く，イオン化しにくい薬物は関門を通過しやすい．

□血液-脳関門
- 薬物が脳内に入るためには**血管壁**やそれをとりまく**グリア細胞**を通過しなければならない．これらを**血液-脳関門**という．
- 通過しやすい薬物：**全身麻酔薬**，**バルビツール酸系誘導体**など．
- 通過しにくい薬物：**4級アンモニウム化合物**，**カテコールアミン類**など

□血液-胎盤関門
- 一般的には，ほとんどの薬物は胎盤を通過する．
- 通過した薬物の胎児・新生児への影響に注意する必要がある(表2-1)．

3）代謝
- 薬物を排泄されやすくする**生体内変化**である(図2-3)．
- 薬物は**水溶性**を増し，排泄されやすくなると同時に**薬理活性**も低下する．
- 遊離型薬物が水溶性の場合は，そのまま生体内変化を受けずに排泄される．
- **代謝部位**は主に**肝臓**である．その他，**消化管**，**血液中**，**腎臓**でも処理される．

チオペンタール
バルビツール酸誘導体の静脈麻酔薬．高い脂溶性を示すため脳へ急速に分布し，1分以内に最大濃度に達するが，次いで他組織に分布するので麻酔時間はきわめて短い．

グリア細胞
神経膠細胞．神経芽細胞と分かれてできた膠芽細胞がさらに種々の形態に分化・生成したもの．

カテコールアミン
カテコール核とアミンを含む側鎖を持つ化合物の総称．アドレナリン，ノルアドレナリンおよびドパミンを指すことが多い．

4級アンモニウム化合物

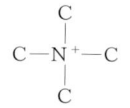

$$\begin{array}{c} C \\ | \\ C-N^{+}-C \\ | \\ C \end{array}$$

生理的pH(pH7.4)ではほとんど完全に解離してしまい，消化管から吸収されないか，または吸収がきわめて不確実である．

胎盤
妊娠時に子宮内に形成され，母体と胎児を連絡する器官．主な機能は母体と胎児の物質交換，ガス交換や，胎児への免疫学的支援である．

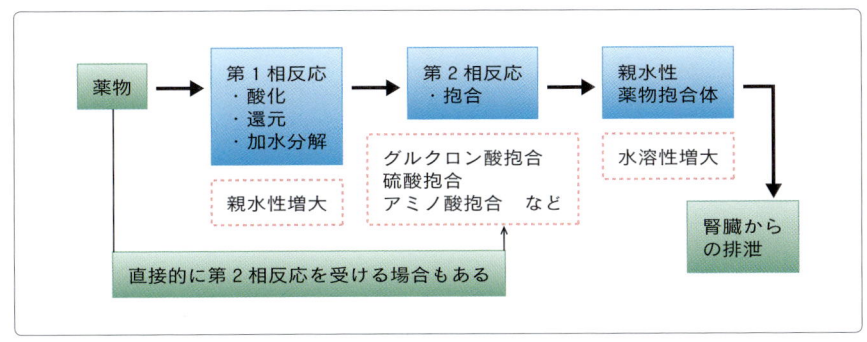

図2-3 薬物の生体内代謝

表2-2 薬物の主な代謝反応

	様式	酵素	代表的な代謝反応
酸化	芳香環の水酸化	チトクロムP-450	フェノバルビタール→水酸化フェノバルビタール
	酸化的脱アミン		クロルプロマジン→クロルプロマジンスルフォキサイド
還元	ニトロ還元	フラビン酵素	クロラムフェニコール→クロラムフェニコール還元物
加水分解	エステル加水分解	水解酵素（エステラーゼ）	アセチルコリン→コリン＋酢酸
抱合	グルクロン酸抱合 グリシン抱合	転移酵素	モルヒネ→モルヒネ-3-モノグルクロニド サリチル酸→サリチル尿酸

- 代謝様式には**第1相反応**と**第2相反応**に分けられる**4種類**の化学変化がある（表2-2）．

（1）酸化
- 肝ミクロソームに局在する**薬物代謝酵素**（**チトクロムP-450；CYPと称する**）が関与する．
- 脂溶性薬物が酸化（主として水酸化）を受け，水溶性の増加と薬理活性の低下をきたし，排泄される．
- CYPは他の薬物により阻害されたり（**阻害薬**），逆に誘導されたり（**誘導薬**）して，分解が遅れたり，促進されたりする（表2-3）．

（2）還元
- 還元酵素が関与する．

（3）加水分解
- 水付加による分解反応である．
- 非特異的エステラーゼが関与する．

（4）抱合
- 薬物は（1）～（3）の代謝を受け，さらに体内の小分子化合物（グルクロ

第1相反応
薬物の代謝過程における第一段階の反応．官能基（-OH，-NH$_2$，-SH）を導入，露出させる反応で，酸化，還元，加水分解がこれに属する．

第2相反応
薬物の代謝過程における第二段階の反応．第1相反応の代謝物質と内因性基質（グルクロン酸，硫酸，アミノ酸など）との抱合反応がこれに属する．

酸化
物質が電子を奪われる変化，またはそれに伴う化学反応．多くの薬物はチトクロムP-450によって酸化される．

チトクロムP-450
肝臓などの器官の小胞体に存在する電子伝達系のチトクロム成分．種々の代謝産物の水酸化に関与し，薬物の代謝に重要な役割を果たしている．

還元
物質が電子を添加する変化，またはそれにともなう化学反応．薬物は肝ミクロソームの還元酵素によって還元される．

加水分解
ある一つの分子またはイオンが，水の介入によって，2つ（あるいはそれ以上）の分子またはイオンに分解する反応，および環状化合物が水の介入によって開裂する反応

表 2-3　代表的なヒト肝チトクロム P-450(CYP) と代謝される薬物

	基質(薬物)	阻害薬	誘導薬
CYP1A2	テオフィリン，カフェイン，アセトアミノフェン，ロピバカインなど	エノキサシン シメチジン	喫煙
CYP2C9	ジクロフェナクナトリウム，イブプロフェン，メフェナム酸，フェニトイン，トルブタミドなど	サルファ剤	バルビツール酸誘導体
CYP2C19	ジアゼパム，イミプラミン，ヘキソバルビタール，ランソプラゾールなど		バルビツール酸誘導体 フェニトイン リファンピシン
CYP2D6	プロプラノール，コデイン，ハロペリドール，アミトリプチリンなど	キニジン シメチジン	
CYP3A4	カルバマゼピン，ニフェジピン，ベラパミル，エリスロマイシンなど	エリスロマイシン シメチジン ケトコナゾール	バルビツール酸誘導体 フェニトイン リファンピシン

＊CYP は類似した酵素の総称で，CYP の後に群(アラビア数字：1〜4群)，亜群(アルファベット)，亜群中の分類(アラビア数字)を並べる．

ン酸など)と結合して水溶性が増し，より排泄されやすい形になる．この反応を**抱合**という．
・**グルクロン酸抱合**，**硫酸抱合**，**グリシン抱合**などがある．
〔代謝に影響する因子〕
・人種，個体差，遺伝的要因，性別，年齢，疾病，日内リズムなど．

4）排泄

・薬物が体内から消失していく過程をいう．
・薬物は主に**腎臓**から尿中に排泄される．その他，肝臓(胆管)，肺，汗腺，唾液腺，乳腺から胆汁，呼気，汗，唾液，乳汁中にも排泄される．

（1）腎臓からの排泄
・腎機能の低下により排泄は悪くなる．
・腎機能は**クレアチニンクリアランス値**で評価する．
・腎臓からの薬物の排泄は，つぎの 3 経路で行われる(図 2-4)．

☐**糸球体でのろ過**
・分子量の小さい遊離型薬物がろ過される．
・糸球体血流量で決まる．

☐**尿細管での分泌**
・水溶性の高い薬物が**近位尿細管**で分泌される．
・薬物トランスポーターを介して**能動的**に分泌される．

抱合
解毒機構の一つ．薬物およびその代謝産物が，生体内の比較的低分子化合物と結合する反応

グルクロン酸抱合
薬物の代謝過程において第 1 相反応の代謝物質と内因性基質であるグルクロン酸との合成反応

糸球体
腎臓内に存在し，原尿を生成する器官．尿細管のボーマン嚢とともに腎小体を構成している．

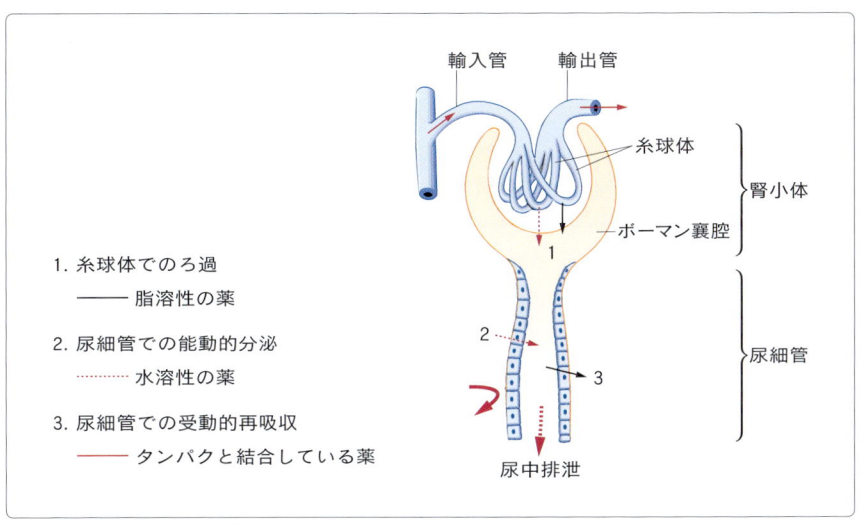

図2-4　腎臓からの薬の排泄(伊藤春生ほか：歯科衛生士教育マニュアル，薬理学，クインテッセンス出版，1986より引用)

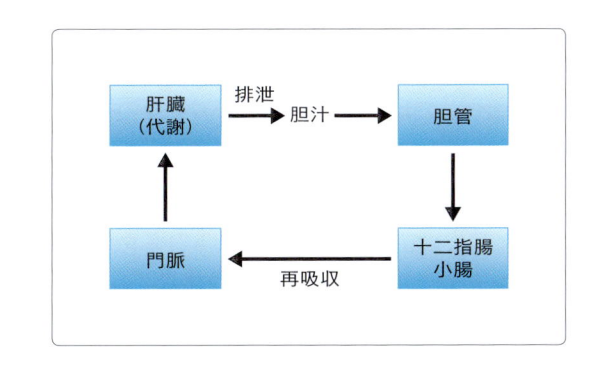

図2-5　腸肝循環

□尿細管での再吸収
- **脂溶性**の高い薬物は尿細管で**受動的**に再吸収され，血液中に戻る．
- **イオン型**は再吸収されない．
- 再吸収は**尿のpH**により変化する．尿が**酸性**になると**酸性薬物**は**非イオン型**となり再吸収が**増す**が，**塩基性薬物**は**イオン型**になるので**再吸収されない**．アルカリ性尿ではその逆となる．
- 再吸収されなかった薬物は尿とともに排泄される．

（2）胆汁への排泄
- 肝臓で代謝された一部の薬物や代謝産物は胆汁中に排泄され，腸管から糞便中に排泄される．
- 胆汁中に排泄された薬物の中には，ふたたび腸管から吸収されるものもある．これを**腸肝循環**という（図2-5）．排泄が遅れ薬効が長く続く原因となる．

尿細管
腎臓における糸球体より集合管にいたるまでの，原尿が通り再吸収・分泌などを受ける組織．原尿成分のうち，ブドウ糖，水・無機塩類のほとんどとグリセリンなどその他の物質を再吸収する．腎小体に近い部分より，近位尿細管，ヘンレ係蹄，遠位尿細管と呼ぶ．

再吸収
排泄，ろ過，分泌されたりした物質をふたたび体内に取り入れること．

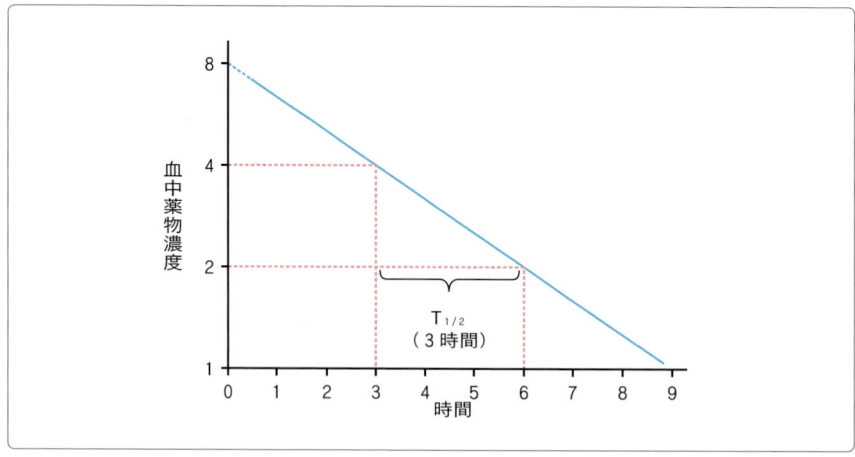

図2-6　生物学的半減期($T_{1/2}$)

2-3　薬物の血中濃度推移

- 適用方法により，血中の薬物濃度の時間的推移は異なる（図2-1参照）．
- 血中濃度の上昇の速さは吸収速度に比例している．
- 吸収速度：（速い）静脈内＞吸入＞筋肉内＞皮下＞皮内＞経口投与（遅い）．

1）生物学的半減期($T_{1/2}$)

- 縦軸に薬物の血中濃度の対数を，横軸に投与後の時間のグラフを描くと，一般に1-コンパートメントモデルを示し，直線的になる．
- 薬物の血中濃度がある時点での濃度から，その半分の濃度になるまでの時間を**生物学的半減期**という（図2-6）．
- 薬物の排泄の速さの目安となる．
- $T_{1/2}$が**短縮**する場合：代謝・排泄が速い薬物，酵素誘導．
- $T_{1/2}$が**延長**する場合：腸肝循環する薬物，蓄積しやすい薬物，肝・腎機能が低下している患者，高齢者，小児．

2）バイオアベイラビリティー

- **生物学的利用能**という．
- 投与された薬物がある時間内にどの程度全身循環系に到達したかを百分率で表したものである．
- 静脈内注射の場合は，一定で100％とみなす．
- 経口投与では消化管での吸収率，肝臓での**初回通過効果**により低下し，100％未満となる．
- 経口投与後のバイオアベイラビリティーは薬物のAUCを静脈内注射後のAUCで割った値となる．

生物学的半減期
血中薬物濃度が，半分に減少するまでに要する時間．$T_{1/2}$で表す．

1-コンパートメントモデル
血中薬物濃度は吸収と排泄のバランスで決まる．もっとも単純な場合が，薬物が吸収され，消失する1-コンパートメントモデルである．時間に対する血中薬物濃度の対数グラフは直線となる．

生物学的利用能
バイオアベイラビリティーともいう．体内に吸収され，その薬理効果を発現し得る薬物の投与量に対する比．患者個々で値は異なる．

3）血中薬物濃度時間曲線下面積(Area Under the Concentration-time curve：AUC)

- 薬物投与後の血中薬物濃度と時間軸で囲まれた総面積をいう．
- 薬物の吸収率，代謝速度の指標となる．

4）薬物モニタリング(Therapeutic Drug Monitoring：TDM)

- 血中薬物濃度を測定し，患者の最適な投与量・薬物投与計画を決めるために行う．

AUC
薬物の投与後の時間に対応する血中薬物濃度曲線下の面積を指す．

TDM
血中薬物濃度を測定し，生体内半減期などを計算して，患者にもっとも適した投与量・投与方法を設定し，至適な血中濃度を維持する目的で行う．

復習しよう！

1 薬物の代謝と排泄について正しいのはどれか．2つ選べ．
a 新生児や小児では肝における代謝能や腎からの排泄能が成人より高い．
b 老人は成人より代謝能は低下し，排泄能は上昇する．
c 薬物耐性の原因の一つに，連用による薬物代謝能の亢進がある．
d 主として尿に排泄されるが，唾液，胆汁，母乳，呼気にも排泄される．

2 薬物の代謝過程で正しいのはどれか．2つ選べ．
a 酸　化
b ろ　過
c 分　泌
d 抱　合

3 薬物とその適用方法との組合せで誤っているのはどれか．
a ニトログリセリン――舌下投与
b インスリン――経口投与
c ハロタン――吸入
d ペニシリンG――筋肉内注射

4 吸収後に肝臓で初回通過効果を受けるのはどれか．
a 口中錠
b 内服薬
c 吸入剤
d 軟膏剤

5 薬物の経口投与で正しいのはどれか．
a 吸収速度は一定である．
b 肝臓で失活されることはない．
c 血中濃度は急速に上昇する．
d 緊急時には不適である．

<解答>
1：c, d
2：a, d
3：b
4：b
5：d

chapter 3 医薬品の分類

学習目標
- □日本薬局方を説明できる.
- □医薬品と医薬部外品の定義を説明できる.
- □毒薬と劇薬の定義を説明できる.
- □毒薬と劇薬の表示および保管の仕方を説明できる.
- □麻薬および向精神薬の取り扱いを説明できる.

3-1 日本薬局方および薬事法と医薬品物

1) 日本薬局方

日本薬局方(局方)は,使用頻度が高く重要とされている医薬品の性状,品質,純度などの基準を定めた国の公定書であり,5年ごとに改訂されている.

2) 薬事法と医薬品

薬事法は医薬品,医薬部外品,化粧品,医療機器に関する事項をつぎのように定義している(医療機器は以前は医療用具と呼ばれたが,平成17年の薬事法改正により医療機器へ変更された).

□医薬品
①日本薬局方に収められているもの.
②人または動物の疾病の診断,治療または予防に使用されることが目的とされているものであって,器具・器械(歯科材料,医療用品および衛生用品を含む.以下同じ)でないもの(医薬部外品を除く).
③人または動物の身体の構造,機能に影響を及ぼすことが目的とされるものであって,器具・器械でないもの(医薬部外品および化粧品を除く).

□医薬部外品
以下に掲げることが目的とされており,人体に対する作用が緩和なものであって器具・器械でないもの,およびこれらに準ずるものを指し,厚生労働大臣が指定するものをいう.ただし,これらの目的のほかに前項(医薬品)の②,③に規定する用途に使用することが目的とされているものを除く.
①吐き気その他の不快感,または口臭もしくは体臭の防止
②あせも,ただれなどの防止
③脱毛の防止,育毛または除毛
④人または動物の保健のために行うねずみ,はえ,蚊,のみなどの駆除や防止

日本薬局方医薬品
日本薬局方に収められていない医薬品も存在し,それらは「局方外医薬品」といわれる.

処方せん医薬品
医師等の処方せんがない者に対して販売してはならない医薬品(薬事法第49条).従来「要指示医薬品」という類似の規制があったが,2005年4月の改正薬事法の施行により「要指示医薬品」の分類はなくなった.

☐化粧品
　身体を清潔にし，美化し，魅力を増し，容貌を変え，または皮膚もしくは毛髪をすこやかに保つために，身体に塗擦，散布などの方法で使用するのを目的としたものを指し，人体に対する作用が緩和なものをいう．

☐医療機器
　人もしくは動物の疾病の診断，治療，予防における使用や，人もしくは動物の身体の構造，機能に影響を及ぼすことを目的としている器具・器械であって，政令で定められているものをいう．

3-2　毒薬と劇薬

1）毒薬と劇薬の定義

　つぎのいずれかに該当する場合は程度により毒薬または劇薬となり，薬事法の規制を受ける．

☐慢性または亜急性毒性の強いもの
☐安全域の狭いもの
☐中毒量と常用量がきわめて接近しているもの
☐常用量において副作用の発現率が高いもの
☐蓄積作用の強いもの
☐常用量において薬理作用が激しいもの

　なお，経口投与における急性毒性(LD_{50})からみた毒薬と劇薬の目安は，毒薬が30mg/kg以下，劇薬が300mg/kg以下である．

2）毒薬と劇薬の表示と保管

　毒薬には直接の容器または直接の被包に「黒地に白枠，白字」をもって医薬品名および「毒」の文字を，劇薬には直接の容器または直接の被包に「白地に赤枠，赤字」をもって医薬品名および「劇」の文字を記載しなければならない（図3-1）．

　なお，毒薬は普通薬や劇薬とは同時に格納してはならず，必ず鍵を掛けて保管する必要がある．また，劇薬は普通薬と区別して保管しなければならない．

　毒薬・劇薬と混同しそうなものに毒物・劇物がある．これらは医薬用外

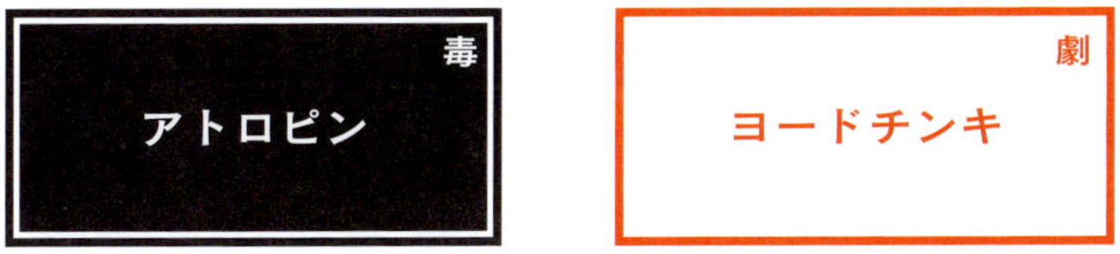

医療機器に分類される歯科材料
歯科用金属，歯冠材料，義歯床材料，歯科用根管充填材料，使用接着充填材料，歯科用印象材料，歯科用ワックス，歯科用石膏および石膏製品，歯科用研削材料（9品目）

図3-1　毒薬（左）と劇薬（右）の表示例（歯科衛生士国家試験問題より）

化学物質であり，工業薬品，塗料，染料，農薬，試薬などのうち生体に対して作用の激しいものをいう．また，毒薬・劇薬が「薬事法」の規制を受けるのに対し，毒物・劇物は「毒物及び劇物取締法」により規制を受けている．毒物・劇物の保管に際しては，盗難や紛出を防ぐために毒物，劇物ともに保管庫に鍵を掛けなければならないが，劇薬については施錠に関する法的な規程はない．

3-3 麻薬および向精神薬の取り扱い

麻薬と向精神薬は，「麻薬及び向精神薬取締法」により使用が規制されている．

1）麻薬

アヘンやモルヒネなどのアルカロイドがこれに該当し，麻薬施用者の免許がないと処方できない．また，麻薬を保管する場合は，麻薬以外の医薬品と区別して，施錠をした堅固な保管庫（重金庫など）に保管することが必要である．

なお，リン酸コデインの100倍散は麻薬指定から除外される．

モルヒネ
⇒p.54参照

2）向精神薬

催眠薬，抗うつ薬，抗不安薬など中枢神経系に影響を及ぼす一連の薬物は向精神薬といわれ，薬物依存の程度により第1種から第3種まで分類されている．盗難や紛出には十分注意する必要があり，保管場所に人がいなくなる場合には薬物を保管したロッカーや引き出し，あるいはその部屋に鍵を掛けなければならない．また，一定数量以上の盗難，紛出が生じた場合には，速やかに都道府県知事に届け出なければならない．

なお，病棟のナースステーションなど，常時医療従事者が出入りしている場合は施錠の必要はない．

向精神薬
⇒p.50参照

* 麻薬や向精神薬以外にも薬物依存が強く形成される薬物には，薬事法以外の法律で規制がかけられている．たとえば覚醒剤は「覚せい剤取締法」が，大麻は「大麻取締法」が制定されている．

復習しよう！

1 日本薬局方について正しいのはどれか.
a 毎年改訂される.
b 薬物の用途が記載されている.
c 都道府県知事が制定する.
d 法的強制力を持つ.

2 経口投与における LD$_{50}$ において毒薬の目安はどれか.
a 0.3 µg／kg 以下
b 300 µg／kg 以下
c 30 mg／kg 以下
d 3 g／kg 以下

3 毒薬の表示で正しいのはどれか.
a 黒地に白枠, 白字
b 白地に黒枠, 黒字
c 白地に赤枠, 赤字
d 赤地に白枠, 白字

4 薬物の保管場所に施錠が義務付けられていないのはどれか.
a 劇　薬
b 毒　薬
c 劇　物
d 毒　物

5 麻薬の保管場所で正しいのはどれか.
a 引き出し
b ガラス戸の棚
c 重金庫
d 冷蔵庫

6 薬事法で取り扱いを定めてるのはどれか.
a 覚せい剤
b 大　麻
c 麻　薬
d 劇　薬

7 麻薬及び向精神薬取締法の規制を受けるのはどれか.
a 抗がん薬
b 局所麻酔薬
c 抗不安薬
d ステロイド性抗炎症薬

8 麻薬指定から除外されるのはどれか.
a モルヒネ
b アヘン
c ジアセチルモルヒネ
d リン酸コデイン100倍散

9 医薬品開発に関する臨床試験で医薬品発売後に行われるのはどれか.
a 第1相試験
b 第2相試験
c 第3相試験
d 第4相試験

10 医薬品について正しいのはどれか.
a 日本薬局方に記載があるものはすべて医薬品である.
b 疾病の診断に使用するものは医薬品に該当しない.
c 化粧品も医薬品に含まれる.
d 動物を対象として使用するものは医薬品に該当しない.

＜解答＞
1：d
2：c
3：a
4：a
5：c
6：d
7：c
8：d
9：d
10：a

chapter 4 調剤

学習目標
- ☐ 調剤について説明できる．
- ☐ 処方せんの記載項目を列挙できる．
- ☐ 配合禁忌について説明できる．
- ☐ 薬物の保存条件について説明できる．
- ☐ 剤形について説明できる．

調剤：
　処方せんに従って特定の患者のために薬剤師が医薬品を調整することを調剤いう．

4-1 処方せん
歯科医師が患者に投薬するために作成した薬用書

1）指示
☐ 薬剤師への指示：薬物の調製法
☐ 患者への指示：用法（薬の飲み方）

2）種類
☐ 院外処方せん：医師→患者→薬剤師の順に渡る．
☐ 院内処方せん：医師→薬剤師の順に渡る．

3）記載項目
☐ 患者の氏名
☐ 年齢
☐ 性別
☐ 処方（薬品名と用量）
　例）バラリシン　750mg，ブルフェン 600mg，ＳＭ散　3ｇ
☐ 調製法（薬剤師への指示）
　例）上記の薬品と用量の調製
☐ 用法（患者への指示）
　例）1日3回　食後に各1錠
☐ 発行年月日（発行日を含めて4日間有効）
☐ 病院または診療所の名称とその所在地
☐ 医師の住所，氏名，印

薬を服用するタイミング
①食前：
食事の30分前の空腹時
②食直前：
食事を始める直前
③食直後：
食後すぐ
④食間：
食後2時間後の空腹時
⑤就寝前：
寝る直前
⑥頓用（頓服）：
症状が出たとき

4）処方せんの保管期間

病院（2年），薬局（3年）

4-2 配合変化

2種以上の薬物を配合することによって，薬物の性質が変化してしまうことを配合変化という．とくに，**配合変化**が人体にとって有害あるいは無効になるような薬物の組合せを**配合禁忌**という．禁忌とはタブーのことで，「禁止」や「してはいけない」という意味．

4-3 保存方法

薬物の保存条件は日本薬局方の通則に指定されている．薬効を維持するためには，適正な**保存条件**（保存温度，保存容器）に従って保存しなければならない．

1）保存温度

- □ 標準温度20℃
- □ 常温　　15〜25℃
- □ 室温　　 1〜30℃
- □ 微温　　30〜40℃
- □ 冷所　　15℃以下

2-5：2℃から5℃までの温度に保存

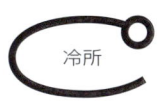

冷所：15℃以下の場所に保存

2）保存容器

- □ 密閉容器：固形の異物の混入を防ぐ容器
  - 例）紙袋や紙箱（図4-1のa）
- □ 気密容器：固形の異物や水分の混入を防ぐ容器
  - 例）蓋やゴム栓を施した容器（図4-1のb）
- □ 密封容器：気体または微生物の侵入を防ぐ容器
  - 例）アンプル，バイアルビン（図4-1のc）
- □ 遮光容器：光の透過を防止できる容器
  - 例）遮光ビン（図4-1のd）

保存容器
保存性の優れている順番は，密封容器＞気密容器＞密閉容器

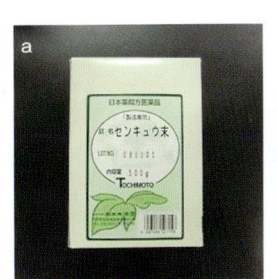

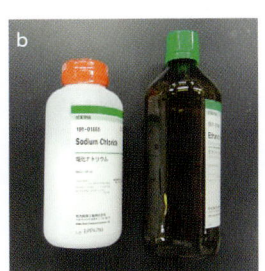

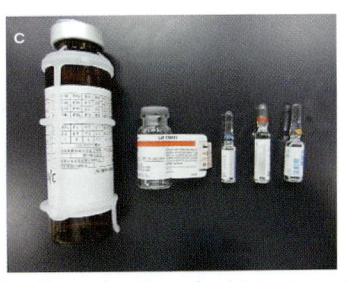

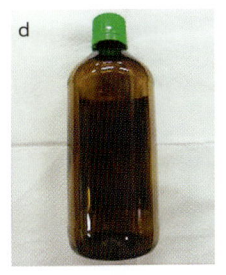

図4-1　a：紙の箱容器，b：蓋付ビン，c：バイアルビン（左2つ），アンプル（右3つ），d：褐色ビン（遮光ビン）．

4-4 剤形

医薬品の形状には，**固形剤**と**液体剤**に区別されるが，さらに歯科領域では歯などの硬組織や口腔組織への局所適用に適するように工夫された歯科用薬剤（パスタ剤，セメント剤，デンタルコーン）がある（**付表4-1参照**）.

復習しよう！

1 処方せんの記載項目で誤っているのはどれか．
a 患者の病名
b 患者への用法
c 薬剤師への調整法
d 医師の住所

2 口中錠はどれか．
a カプセル
b トローチ
c シロップ
d バッカル

3 薬物保存において室温とはどれか．
a 25℃
b 1～30℃
c 20℃
d 15℃

4 薬物保存において微温とはどれか．
a 25℃
b 1～30℃
c 20℃
d 30～40℃

5 アンプルの保存容器はどれか．
a 密閉容器
b 気密容器
c 密封容器
d 遮光容器

＜解答＞
1：a
2：b
3：b
4：d
5：c

付表 4-1　剤形の種類

薬物の形状		特　徴
固形剤	□散剤	粉末状の医薬品
	□顆粒剤	飛散しやすい薬品を顆粒状にした医薬品
	□錠剤	圧縮して円板状や，楕円形などの形状にした医薬品
	□バッカル(舌下錠)	口腔内で溶解させ，口腔粘膜から吸収させる医薬品
	□トローチ(口中錠)	口中で徐々に溶かし，口腔・咽頭などの炎症に作用させる外用薬
	□カプセル剤	粉末薬品や液状薬をゼラチンなどのカプセルで包んだ医薬品
	□エキス剤	生薬の滲出液を濃縮した医薬品
	□軟膏剤	半固形性の皮膚に塗布する外用薬
	□硬膏剤	常温では固形で，体温で軟化して粘着性となる外用剤
	□坐剤	医薬品をカカオ脂などと混和した固形剤で，肛門や腟に適用する医薬品
	□パップ剤	医薬品の粉末と精油を含む泥状の外用薬で，温布に用いる
	□スポンジ剤	海綿状に乾燥させ，止血の目的に貼付して用いる外用薬
	□含嗽剤	感染防止などの目的で用いるうがい薬
液体剤	□エリキシル	芳香と甘味を持ち，エタノールを含む内用液剤
	□リモナーデ剤	甘味と酸味のある内用液剤
	□懸濁剤・乳剤	医薬品を液中に懸濁または乳化した液剤
	□チンキ剤	生薬をエタノールで浸出した液剤
	□シロップ	糖質の濃厚液に医薬品を入れた液剤
	□リニメント剤	液状または泥状で，皮膚にすり込んで用いる外用剤
	□ローション剤	医薬品を水あるいはアルコール溶液中に微細均等に分散した外用剤
	□注射剤(アンプル)	滅菌された医薬品の溶液または懸濁液で，注射器を用いて適用される液剤
	□点眼剤	眼の結膜の上に滴下して用いる液剤
歯科用薬剤	□合剤	硬組織への浸透性と殺菌力を高める薬物の混合剤としての外用薬 例）塩化亜鉛合剤，歯科用フェノールカンフル
	□パスタ剤(糊剤)	半固形の薬剤で，使用時に粉末と液剤を練和してパスタ(糊)状にして用いる外用薬 例）パラホルムパスタ，テトラサイクリンパスタ，歯科用トリオジンクパスタ
	□セメント剤	固化することで窩洞の封鎖や補綴物の接着に使用する薬剤 例）歯科用パラホルムセメント，酸化亜鉛ユージノールセメント
	□デンタルコーン	抜歯窩に適用する小型錠剤である．感染防止や止血目的で用いる外用薬 例）ペニシリンコーン，テトラサイクリンコーン，アスピリンコーン

Part II
薬理学各論

chapter 1 中枢神経作用薬

学習目標

- ☐ 中枢神経作用薬を臨床応用から分類できる．
- ☐ 全身麻酔薬の麻酔深度を説明できる．投与方法から分類できる．
- ☐ 症状にあわせて適切な催眠薬を選択できる．
- ☐ 向精神薬を分類できる．
- ☐ メジャートランキライザーとマイナートランキライザーを説明できる．
- ☐ 精神疾患治療薬の薬理作用を説明できる．
- ☐ 麻薬性鎮痛薬を分類し臨床応用を説明できる．
- ☐ 覚醒アミンの薬理作用を説明できる．

中枢神経：

中枢神経は末梢神経からの情報を受容（求心性）したり，末梢神経に信号を伝達（遠心性）したりする神経であり，脳と脊髄からなっている．また中枢神経には，呼吸や体温を調節している場所も存在し，生命を維持するのにきわめて重要な役割を果している．

中枢神経系の機能は興奮と抑制のバランスをとることで成り立っているが，中枢神経作用薬とは，このバランスを意図的に崩す薬物の総称である．したがって，興奮的に作用する薬物と，抑制的に作用する薬物が存在する．

1-1 全身麻酔薬

〔麻酔深度〕

第1期：無痛期（導入期）
　麻酔導入から意識消失まで

第2期：興奮期
　意識消失．見かけ上の興奮状態

第3期：手術期
　手術を行うのに適する麻酔深度
　第3期はさらに第1相から第4相に分類されるが，第4相は麻酔深度が深すぎて危険である．

第4期：延髄麻痺期
　麻酔深度が深すぎるため延髄にまで麻痺が及び，やがて呼吸が停止する．手術を行うには深すぎる麻酔深度である．

1）吸入麻酔薬

吸入麻酔薬はガス麻酔薬と揮発性麻酔薬に分類される．いずれも気体を吸入することで肺胞より吸収させるが，前者は常温で気体のためボンベで保管する．後者は常温で液体のため瓶で保管する．

麻酔深度
Guedelが1920年に，ジエチルエーテル麻酔時にみられる生体反応を観察し，それを分類したもの．呼吸，瞳孔，血圧，脈拍などのさまざまな変化を観察して，麻酔の深さを浅い麻酔状態から深い麻酔状態に向かって4段階に分けた．

<ガス麻酔薬>

(1) 薬物分類(付表1-1参照)

- 亜酸化窒素(笑気)など．

(2) 笑気の薬理作用と臨床応用

- 無色で無臭(あるいはわずかに甘い香り)の気体
- 引火性はないが，助燃性を有する．
- 導入と覚醒が速い．
- 笑気単体での麻酔効果はきわめて弱い(MAC105％)．
- 鎮痛作用は強い(20％以上の濃度で現れる)．
- 歯科では20〜30％の濃度で鎮静に用いる．
- 通常，酸素との混合ガスとして用いる．
- 笑気ガス濃度が80％以上になると低酸素症を引き起こすことがある．
- 気道刺激性はない．
- ほとんどが呼気中に排泄される．

<揮発性麻酔薬>

(1) 薬物分類(付表1-1参照)

　ハロタン，エンフルラン，イソフルラン，セボフルラン，ジエチルエーテル，クロロホルムなど．

(2) 薬理作用と臨床応用

□ハロタン

- 無色透明
- 引火性はない．
- アドレナリンを併用すると不整脈が現れることがある．
- 肝障害が現れることもあり，使用頻度は減少している．

□エンフルラン(現在は発売されていない)

- 引火性はない．
- アドレナリンと併用しても，ハロタンのように不整脈を起こすことは少ない．
- 筋弛緩作用を持つ．
- 3％以上の濃度で用いると痙攣を誘発することがある．

□イソフルラン

- エンフルランの異性体
- 気道刺激性を持つ．
- 導入と覚醒は比較的速い．
- 副作用が少ない．

□セボフルラン

- 引火性はない．
- 導入と覚醒がきわめて速い(イソフルランより速い)．
- 副作用が少ない．

肺胞内最小濃度(MAC)

- 笑気(亜酸化窒素) 105
- エーテル 1.92
- クロロホルム 0.64
- ハロタン 0.75
- イソフルラン 1.15
- セボフルラン 1.17

(文献1より引用)

不整脈
心拍数(毎分当たりの拍動数)や心拍リズムが一定でない状態をいう．心電図により診断することができる．不整脈には心拍数が異常に多い頻脈，少ない徐脈，異常な心拍リズムの期外収縮や，房室ブロックなどがある．

□ジエチルエーテル
- はじめて臨床で用いられた全身麻酔薬
- 引火性，爆発性を持つ．
- 気道刺激性が強い．
- 導入と覚醒が遅い．
- 現在はほとんど用いられない．

□クロロホルム
- 引火性はない．
- 術中の心停止をはじめ，肝毒性もあるため現在はほとんど用いられない．

2）静脈内麻酔薬

静脈内麻酔とは，静脈中に麻酔薬を投与する方法である．血管内へ麻酔薬を直接投与することで，薬物の血中濃度は短時間で上昇するが，麻酔深度の調節は吸入麻酔より困難といえる．

（1）薬物分類（付表1-1参照）

チオペンタール，ケタミン，プロポフォールなど．

（2）薬理作用と臨床応用

□チオペンタール
- はじめて臨床応用された静脈内麻酔薬
- 超短時間型のバルビツール酸誘導体
- 投与後数十秒で意識が消失する．
- 催眠作用は強いが鎮痛作用はない．
- 筋弛緩作用はない．
- 小手術に適応される．
- 麻酔の**前投薬**としても用いられることがある．

□ケタミン
- 投与後速やかに意識が消失する．
- 鎮痛作用が強く，覚醒後も持続する．
- 大脳皮質-視床系は抑制され，大脳辺縁系は興奮される．そのため解離性麻酔薬と呼ばれる．
- 覚醒時に悪夢を見たり，錯乱を起こすことがある．
- 2007年，麻薬に指定された．
- 交感神経興奮作用を持つ（高血圧には禁忌）．
- 筋弛緩作用はない．

□プロポフォール
- フェノールの誘導体
- 投与後速やかに意識が消失する．
- 作用時間は短い．
- 麻酔深度の調節が比較的容易である．

麻酔前投薬
全身麻酔薬の前投薬：全身麻酔の導入を円滑に行い，また手術を安全に行うために全身麻酔を適用する前に投与する薬物．気道の分泌を抑制することや，迷走神経反射を抑制するために硫酸アトロピンが用いられることが多い．また，不安を軽減するために鎮静薬が使われることもある．

1-2 催眠薬

睡眠障害を改善する薬物を催眠薬というが，不眠症には数種類の型があり，それらに合わせて適切な薬物が用いられる．また，化学構造的にベンゾジアゼピン系催眠薬とバルビツール酸誘導体の催眠薬に大別される．ベンゾジアゼピン系と比べ，バルビツール酸誘導体の催眠薬は安全域が狭く，薬物依存も形成しやすい．また，多量では麻酔作用が現れる．そのため現在ではベンゾジアゼピン系が第一選択される．

〔不眠症の種類〕

入眠困難型：寝つくまで時間を要するが，いったん眠ると朝まで目覚めない．若年者や神経質な人に多い．昼間の出来事が原因になることもある．

早朝覚醒型：早朝に目が覚めてしまい，その後眠れない．夢の続きを何度も見る．高齢者やうつ病患者に多い．

熟眠障害型：途中で何度も目覚める．ぐっすり眠れない．

(1) 薬物分類(付表1-2参照)

トリアゾラム，フェノバルビタールなど．

(2) 薬理作用と臨床応用

□トリアゾラム
- 代表的なベンゾジアゼピン系の催眠薬
- 作用時間は超短時間型
- 催眠作用発現までは速い．
- 服薬してから眠るまでの記憶を失うことがある(これを前向性健忘という)．
- アルコールで作用が増強されるので注意を要する．
- ベンゾジアゼピン系は催眠作用のほかに抗不安作用，筋弛緩作用，抗痙攣作用を併せ持つ．
- バルビツール酸誘導体と比べ，薬物の耐性は生じにくい．

□フェノバルビタール
- 代表的なバルビツール酸系催眠薬
- 作用時間は長時間作用型
- 耐性，習慣性ともに生じやすい．
- 連用により薬物代謝酵素の誘導が亢進される．
- 強い中枢神経抑制作用を持ち，多量で麻酔作用を示す．
- ベンゾジアゼピン系と比べ安全域は狭い．

(3) 作用機序

ベンゾジアゼピン系もバルビツール酸系も GABA 受容体と結合する．これにより Cl^- イオンが細胞内に流入し，過分極が起こり興奮が抑制されると考えられている．

REM 睡眠と nonREM 睡眠

睡眠にはノンレム睡眠と呼ばれる通常の睡眠と，眼球運動を伴うレム睡眠がある．ノンレム睡眠は脳自体のための睡眠であり，レム睡眠はいわば身体の睡眠である．レム睡眠時に夢体験や，自律神経機能の変動がみられる．

1-3　向精神薬

　中枢神経に作用する薬物のうち，感情や情動に影響を及ぼす一連の薬物を向精神薬という．向精神薬には統合失調症の治療薬をはじめ，抗不安薬，抗うつ薬などがある．

1）抗精神病薬
（1）薬物分類（付表1-3参照）

　クロルプロマジン，レボメプロマジン，ハロペリドール，ドロペリドール，スルピリドなど．

（2）薬理作用
- 鎮静作用
- 制吐作用
- 体温下降作用

（3）臨床応用
- 統合失調症の治療

（4）有害作用
- 錐体外路障害（パーキンソン病様症状，アカシジア）
- 過度の鎮静
- 口渇
- 起立性低血圧
- 眠気
- 消化管運動抑制

（5）作用機序

　統合失調症（以前は精神分裂病といわれていた）は人口の約1％が罹患するといわれる重大な精神疾患で，幻覚や妄想などの陽性症状，生活意欲の減退や正常な行動の欠如などの陰性症状，解体した非合理的な思考を示す思考障害の3つの症状がある．

　統合失調症の原因は明らかではないが，中枢におけるドパミン作動性ニューロンの過剰活動にあるとされる．そのため統合失調症の治療薬のほとんどはドパミン受容体を遮断することで効果を得ている．

　代表的な薬物はクロルプロマジンであり**メジャートランキライザー**（強力精神安定薬）と呼ばれる．また，クロルプロマジンはドパミン受容体のほかにも，ムスカリン受容体，セロトニン受容体，H_1受容体，α_1受容体などを遮断するため口渇をはじめとした副作用が現れることがある．

2）抗不安薬
（1）薬物分類（付表1-4参照）

　クロルジアゼポキシド，ジアゼパム，プラゼパム，オキサゼパム，エチゾラムなど．

アカシジア
静座不能ともいわれる．落ち着きがなく，じっとしていられない状態．姿勢を一定に保つことができず，たえず体位を変更する．これは錐体外路症状の一つで，抗精神病薬や抗うつ薬の服用で発現することが多い．

（2）薬理作用
- 抗不安作用
- 抗痙攣作用
- 筋弛緩作用
- 催眠作用

（3）臨床応用
- 不安の除去
- 静脈内鎮静法
- てんかんの発作時
- 全身麻酔の前投薬

（4）有害作用
- 長期投与による耐性と依存形成
- 健忘
- 眠気
- ふらつき

（5）作用機序

　抗不安薬は**マイナートランキライザー**（緩和精神安定薬）ともいわれその多くがベンゾジアゼピン系の薬物である．抗不安作用は，ベンゾジアゼピンがGABA受容体の特定の部位に結合することで，GABAの作用が増強され，細胞内へのCl⁻の流入が増して細胞の過剰な興奮が抑制されるためであると考えられている．

3）抗うつ薬

（1）薬物分類（付表1-5参照）

　イミプラミン，アミトリプチリン，マプロチリン，ミアンセリン，フルボキサミン，パロキセチン，ミルナシプランなど．

（2）薬理作用
- モノアミン再取り込み阻害作用

（3）臨床応用
- 抑うつ状態の改善

（4）有害作用
- 眠気
- 口渇
- 便秘
- 排尿障害
- 頻脈
- 鎮静
- 起立性低血圧

抗うつ薬
最初の抗うつ薬は1950年代に抗結核薬として開発されたイプロニアジドに偶然にも抗うつ作用を持つことが発見されたことから始まる．この薬物はモノアミン酸化酵素（MAO）を阻害することから，シナプス間隙のモノアミン濃度の上昇が抗うつ作用をもたらすことが示唆されるようになった．現在ではセロトニンやノルアドレナリンとうつ病との関係が注目されている．

(5)作用機序

普段の生活のなかで気分が落ち込んだりすることは誰しも経験するが，うつ病とはこのような気分の落ち込みや憂鬱な気分が改善することなく，毎日持続する精神障害である．さまざまな原因によりうつ病が発症すると考えられるが，神経伝達物質であるセロトニンやノルアドレナリンなどのモノアミン量の減少がうつ病を引き起こすと考えられている．抗うつ薬は，シナプスにおいて，これらのモノアミン濃度を高めることにより薬理作用を発揮する．

現在我が国で用いられる抗うつ薬は，三環系，四環系，選択的セロトニン再取り込み阻害薬(SSRI)，選択的セロトニン・ノルアドレナリン再取り込み阻害薬(SNRI)などであるが，どれも主作用はモノアミン再取り込み阻害作用である．また，三環系抗うつ薬には主作用以外にもムスカリン受容体，H_1受容体，$α_1$受容体を遮断するものもあり，前述のような副作用が現れやすい．

SSRI
Selective Serotonin Reuptake Inhibitor

SNRI
Serotonin Noradorenaline Reuptake Inhibitor

1-4 抗てんかん薬

(1)薬物分類(付表1-6参照)

ヒダントイン誘導体(フェニトイン)，バルビツール酸誘導体(フェノバルビタール)，ベンゾジアゼピン誘導体(ジアゼパムなど)，その他(カルバマゼピン，バルプロ酸など)

(2)薬理作用

- 抗痙攣作用

(3)臨床応用

- てんかん発作の予防と治療

(4)有害作用

- 運動失調，歯肉増殖，多毛(フェニトイン)
- 覚醒低下(フェノバルビタール)
- 耐性，依存(フェノバルビタール)
- 眠気(ジアゼパム)
- 発疹(カルバマゼピン)
- 催奇形性(フェニトイン，フェノバルビタール)

(5)作用機序

てんかんとは種々の原因により起きる慢性の脳疾患であり，大脳ニューロンの過剰な放電に由来する反復性の発作(てんかん発作)を特徴とした疾患である．てんかんは同じパターンの発作が繰り返し出現する疾患であり，1回のみの発作ではてんかんと診断されない．

抗てんかん薬はいずれも抗痙攣作用を持つが，ヒダントイン誘導体はナトリウムチャネルを不活性化することで発作の進行を抑制していると考えられている(神経膜の安定化)．また，バルビツール酸誘導体とベンゾジア

薬物性歯肉増殖症
薬物の副作用で歯肉が増殖(歯肉肥大，歯肉肥厚ともいわれる)することがある．歯肉増殖症が現れる代表的な薬物は抗てんかん薬(フェニトインなど)，カルシウム拮抗薬(ニフェジピン，ニカルジピンなど)，免疫抑制薬(シクロスポリンなど)である．

ゼピン系はGABA受容体の結合部位に結合することによりGABA作動性神経の機能を亢進することで作用を発揮すると考えられている．一方，バルプロ酸は脳内においてGABAの代謝酵素を阻害し，GABAの分解を抑制するものと考えられている．

1-5 パーキンソン病治療薬

（1）薬物分類
- レボドパ(L-DOPA)

（2）薬理作用
- 脳内ドパミンの補充（脳内でドパミンに変化）

（3）臨床応用
- パーキンソン病の治療

（4）有害作用
- ジスキネジア
- 吐き気
- 動悸
- 興奮
- 幻覚
- 妄想
- 錯乱
- 悪心
- 食欲不振
- 起立性低血圧

（5）作用機序

　パーキンソン病は振戦，筋固縮，無動，姿勢反射障害を4徴候とする疾患であり，進行してくると単調な言語や仮面様顔貌，小字症が現れ，姿勢は前屈姿勢となってくる．その他突進現象や加速歩行，すくみ足などが現れることもある．中脳黒質のドパミン作動性神経が変性・消失することによりドパミンが著しく減少した結果発症する．その原因はいまだ不明であり，対症療法としてドパミンの補充療法が行われる．

　パーキンソン病の治療薬としては一般的にドパミンの前駆物質であるレボドパ(L-DOPA)が第一選択される．これはドパミンが血液脳関門を通過しないためである．投与されたレボドパは脳内で代謝されてドパミンに変化，黒質に到達して作用を発揮する．また，レボドパの投与により錐体外路系の症状は改善されるが，投与量の1％以下しか脳内に移行しないため注意を要する．ほとんどのレボドパは脳内に移行せず血中でドパミンに変化するため全身的な副作用が強く出る場合がある．

ジスキネジア
不随運動の一種．レボドパ(L-DOPA)の長期投与により発現することがある．自分の意思とは無関係に体が動く症状で，四肢が勝手に動いたり舌が動いたりする．また，発声困難や歩行障害を伴う場合もある．

パーキンソン病の症状
特有の前屈姿勢をとる．

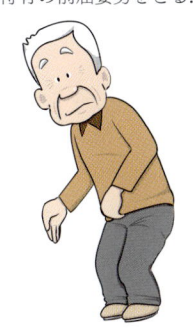

1-6 鎮痛薬

1）麻薬性鎮痛薬

（1）薬物分類（付表1-7参照）

モルヒネ，ペチジン，フェンタニル，コデインなど．

（2）薬理作用

- 鎮痛作用
- 呼吸中枢抑制作用
- 鎮咳作用
- 催吐作用
- 縮瞳作用

（3）臨床応用

- 末期がんなどの激しい疼痛の緩和
- 咳止め（コデイン）
- 全身麻酔の前投薬

（4）有害作用

- 身体的・精神的依存形成
- 耐性の形成
- 呼吸中枢麻痺
- 便秘
- 血圧下降

モルヒネの構造式

（5）作用機序

　モルヒネに代表される麻薬性鎮痛薬はもっとも重要な薬物の一つである．モルヒネの鎮痛作用に関する作用機序は一次ニューロン終末からの神経伝達物質の遊離抑制と下降性抑制系の賦活化，それに大脳皮質における受容域値の上昇と考えられている．その鎮痛作用は強力で，ほぼすべての疼痛に有効である．その一方，連用により非常に強い薬物依存を形成することから，「麻薬及び向精神薬取締法」で使用が厳しく規制されている．

　ペチジンとフェンタニルはともに合成麻薬である．ペチジンの鎮痛作用はモルヒネの1/8で強い疼痛には向かないが呼吸抑制と薬物依存の形成は少ない．しばしば全身麻酔の前投薬や無痛分娩に用いられる．

　フェンタニルの鎮痛作用はモルヒネの約80倍で，ドロペリドールとの併用で神経遮断麻酔(NLA)に用いられる．依存性と呼吸抑制は強い．

　一方，コデインの100倍散は麻薬指定から外れ，鎮咳薬として用いられる．鎮痛作用はモルヒネの1/6である．

2）非麻薬性鎮痛薬

　非麻薬性鎮痛薬としては，モルヒネと類似の構造を持つペンタゾシンが挙げられる．モルヒネが結合する受容体はμ受容体，δ受容体，κ受容体の3種類に細分化されるが，ペンタゾシンはこのうち主にκ受容体と親和

モルヒネ

ケシの実から抽出されたアヘンアルカロイド．強力な鎮痛作用を示しがん性疼痛などに用いられる．他の解熱性鎮痛薬とは異なり内臓痛にも有効である．

性を持ち，μ受容体は遮断する．そのため麻薬拮抗性鎮痛薬と呼ばれる．ペンタゾシンも麻薬指定からは外れるが薬物依存を形成するため，取り扱いには注意を要する．また，オピオイド受容体の完全拮抗薬はナロキソンであり，麻薬中毒患者の検査などに用いられる．

3）解熱性鎮痛薬(非ステロイド性抗炎症薬⇒ p.97および p.100参照)
（1）薬物分類

アスピリン，インドメタシン，ジクロフェナック，イブプロフェン，ロキソプロフェン，メフェナム酸，アセトアミノフェン，フェナセチンなど．

（2）薬理作用
- 解熱作用
- 鎮痛作用
- 抗炎症作用(アセトアミノフェンやフェナセチンは弱い)

（3）有害作用

吐き気，嘔吐，食欲不振，腹痛，下痢，消化性潰瘍や気管支喘息の悪化

1-7 中枢神経興奮薬

中枢神経作用薬において，抑制系の薬物と比較して臨床上重要な興奮系の薬物は比較的少ない．ピクロトキシン(間代性痙攣)やストリキニーネ(強直性痙攣)などはいずれも代表的な中枢神経興奮薬であるが臨床的な適応はない．もっとも身近な中枢神経興奮薬はキサンチン誘導体である．カフェイン，テオフィリン，テオブロミンなどが該当し，コーヒーやお茶，ココアなどに含まれている．これらはいずれも中枢神経興奮作用を示し，疲労を取り除き，覚醒を維持する作用を持っている．また眠気防止の目的で風邪薬などにも配合されている場合もある．そしてもう一つ重要な薬物は**覚醒アミン(覚醒剤)**である．ここでは覚醒剤について述べる．

（1）薬物分類(付表1-8参照)

アンフェタミン，メタンフェタミンなど．

（2）薬理作用
- ノルアドレナリンとドパミンの遊離促進
- 中枢神経興奮作用
- 覚醒作用
- 呼吸中枢刺激作用
- 食欲中枢抑制作用
- 自発運動亢進作用
- 気分高揚
- 陶酔感
- 多幸感
- 疲労感減少

（3）臨床応用

かつては心的外傷後ストレス障害（PTSD）やうつ病の治療に用いられたこともあったが，現在では一般的に適応されていない．

（4）有害作用

- 連用により激しい精神依存が起こる．
- 連用により耐性を生じる（逆耐性）．
- 幻覚，妄想
- 手足の振え
- 人格の破壊
- フラッシュバック

（5）作用機序

アンフェタミンとメタンフェタミンはともに覚醒アミンであり，ともに中枢神経刺激作用を持つ．興奮作用の原因の一つにドパミンの過剰放出が明らかにされており，乱用により統合失調症様の症状が現れることがある．これを覚醒剤精神病と呼んでいる．すなわち妄想，幻覚，錯乱などの症状が現れ，このような症状は覚醒剤の使用を中止した後も飲酒などをきっかけに突然再燃することがある（フラッシュバック）．また，多幸感や陶酔感から容易に精神依存が形成される．我が国で乱用されている覚醒剤のほとんどはメタンフェタミンであるが「覚せい剤取締法」により使用には厳重な規制が加えられている．

> **PTSD**
> Post Traumatic Stress Disorder（心的外傷後ストレス障害）．生死に関わるような，あるいは対処能力を超えるような圧倒的な体験をしたことにより引き起こされるストレス障害

参考文献
1）石田　甫，大浦　清，上﨑善規，土肥敏博（編）．歯科薬理学 第5版，東京：医歯薬出版，2005．

復習しよう！

1 手術に適した全身麻酔の麻酔深度はどれか．
a 第1期
b 第2期
c 第3期
d 第4期

2 亜酸化窒素（笑気）の特徴はどれか．
a 引火性がある．
b 麻酔効果が強い．
c 気道刺激性が強い．
d 臨床では精神の鎮静に用いる．

3 アドレナリンと併用すると不整脈を起こす恐れのあるのはどれか．
a ハロタン
b エンフルラン
c イソフルラン
d セボフルラン

4 ベンゾジアゼピン系薬物はどれか．
a ジアゼパム
b クロルプロマジン
c バルプロ酸
d ドロペリドール

5 麻薬性鎮痛薬はどれか．
a アスピリン
b アセトアミノフェン
c ペンタゾシン
d フェンタニル

6 身体的薬物依存を形成するのはどれか．
a モルヒネ
b 大麻
c コカイン
d 覚せい剤

<解答>
1：c
2：d
3：a
4：a
5：d
6：a

付表 1-1　全身麻酔薬

種類	一般名	特徴
☐ガス麻酔薬	☐亜酸化窒素（笑気）	☐無色・無臭の気体で引火性はない． ☐気道刺激性はない． ☐鎮痛作用は強いが麻酔作用は弱い． ☐酸素と併用して用いる． ☐歯科では精神鎮静法に用いられる．
☐揮発性麻酔薬	☐ハロタン	☐不燃性の液体 ☐アドレナリンと併用すると不整脈が現れることがある． ☐肝障害が現れることがある． ☐気道刺激性は少ない． ☐気管支拡張作用を持つ．
	☐エンフルラン	☐不燃性 ☐筋弛緩作用を持つ． ☐アドレナリンと併用しても不整脈が現れることは少ない． ☐3％以上で用いると痙攣を起こすことがある．
	☐イソフルラン	☐エンフルランの異性体 ☐導入と覚醒が速い． ☐気管支拡張作用を持つ． ☐気道刺激性がある．
	☐セボフルラン	☐導入と覚醒が速い． ☐気道刺激性は少ない． ☐我が国でもっとも広く用いられる．
	☐ジエチルエーテル	☐化学的に不安定で刺激臭がある． ☐爆発性と気道刺激性があり現在は使用されない．
	☐クロロホルム	☐引火性はないが毒性が強く現在は使用されない．
☐静脈内麻酔薬	☐チオペンタールナトリウム	☐超長短時間型のバルビツール酸誘導体 ☐延髄の呼吸中枢抑制作用がある． ☐作用時間は短く小手術に向く．
	☐ケタミン塩酸塩	☐現在は麻薬に指定されている． ☐解離性麻酔薬とも呼ばれる． ☐鎮痛作用が強い．
	☐プロポフォール	☐フェノールの誘導体 ☐作用の発現は速やかである． ☐作用の持続時間は投与量に依存する． ☐呼吸抑制作用を持つ． ☐筋弛緩作用はそれほどない． ☐血管痛がみられる．

付表 1-2 催眠薬

種類		一般名	特徴
ベンゾジアゼピン系	超短時間型	☐トリアゾラム	☐ベンゾジアゼピン系の催眠薬はバルビツール酸系と異なり，REM睡眠に及ぼす影響が少ないため，自然に近い睡眠が得られる． ☐バルビツール酸系と比較して安全域が広く薬物依存，耐性ともに軽減されているため，睡眠障害に対しては第一選択されることが多い． ☐ベンゾジアゼピン系薬物は催眠作用のほかに抗不安作用，筋弛緩作用，抗痙攣作用を持つ． ☐耐性は生じにくいが，連用中に急に服薬を中止すると，かえって服薬する前より不眠が悪化することがある（反跳性不眠）． ☐服薬してから就寝までの記憶がなくなることがある（前向性健忘）． ☐翌朝まで催眠薬の作用が残ることがある（持ち越し効果）．
	短時間型	☐ミダゾラム ☐ブロチゾラム ☐リルマザホン塩酸塩水和物 ☐ロラゼパム ☐ロルメタゼパム	
	中間型	☐フルニトラゼパム ☐ニメタゼパム ☐エスタゾラム ☐ニトラゼパム ☐フルラゼパム塩酸塩	
	長時間型	☐ハロキサゾラム ☐クアゼパム	
バルビツール酸系	超短時間型	☐チオペンタールナトリウム ☐チアミラールナトリウム	☐安全域が狭く，耐性や習慣性が形成されやすいことから，現在では特別な理由がない限り催眠薬としては使われなくなった． ☐バルビツール酸誘導体の作用は用量に依存し，少量では鎮静作用が，用量を増せば催眠作用さらには麻酔作用が現れる． ☐催眠薬と使用する用量の5〜10倍で中毒量に達するといわれている． ☐大量では呼吸麻痺が現れる．
	短時間型	☐ペントバルビタールナトリウム ☐セコバルビタールナトリウム	
	中間型	☐アモバルビタール	
	長時間型	☐フェノバルビタール ☐バルビタール	

付表 1-3　抗精神病薬

種　類	一般名	特　徴
☐フェノチアジン系	☐クロルプロマジン ☐レボメプロマジン ☐ペルフェナジン ☐フルフェナジンマレイン酸塩 ☐プロペリシアジン	☐抗精神病効果は主にドパミン受容体の遮断と考えられているが，それ以外にもα_1受容体，H_1受容体，ムスカリン受容体なども遮断されるためさまざまな薬理作用が発現する． ☐代表的な副作用は錐体外路症状でパーキンソン病様の振戦やアカシジア（静座不能）などである．
☐ブチロフェノン系	☐ハロペリドール ☐ドロペリドール ☐チミペロン ☐スピペロン	☐高力価型 ☐ドパミン受容体の遮断作用はフェノチアジン系より強い． ☐自律神経系への作用は少ない． ☐錐体外路症状の副作用はより強く現れる．
☐イミノジベンジル系	☐クロカプラミン塩酸塩 ☐モサプラミン塩酸塩	☐広い治療スペクトルを持つ． ☐フェノチアジン系より副作用が少ない．
☐ベンズアミド系	☐スルピリド ☐スルトプリド塩酸塩 ☐ネモナプリド	☐選択的D_2受容体遮断作用を持つ． ☐錐体外路症状が少ない． ☐抑うつ状態の改善にも効果があるとされる．

付表 1-4　ベンゾジアゼピン系抗不安薬

種　類	一般名	特　徴
短時間型	☐エチゾラム ☐クロチアゼパム ☐フルタゾラム	☐抗不安薬はマイナートランキライザーとも呼ばれ一般的にはベンゾジアゼピン系が第一選択される． ☐作用機序はGABA受容体の機能亢進であり，これにより大脳での過剰な神経活動が抑制されるとされている． ☐ベンゾジアゼピン系の薬物は抗不安作用以外にも催眠作用，筋弛緩作用，抗痙攣作用を併せ持つ． ☐抗不安薬は半減期によって短時間型，中間型，長時間型に分類され，短時間型は催眠薬や全身麻酔の導入薬としても用いられることがある．抗不安薬として用いる場合は一般に中間型と長時間型が多い． ☐ベンゾジアゼピン系薬物の代表的な副作用は中枢神経の抑制である．不安の除去を目的とした用量でも眠気が出る恐れがあるので，服用中の機械の操作や自動車の運転は可能な限り避けるべきである． ☐アルコールと併用すると作用が増大するので避けるべきである．
中間型	☐アルプラゾラム ☐ロラゼパム ☐ブロマゼパム	
長時間型	☐オキサゾラム ☐メダゼパム ☐クロルジアゼポキシド ☐ジアゼパム ☐フルジアゼパム ☐プラゼパム ☐フルトプラゼパム ☐メキサゾラム ☐クロキサゾラム ☐クロラゼプ酸二カリウム ☐ロフラゼプ酸エチル	

付表1-5　抗うつ薬

種　類	一般名	特　徴
□三環系	□イミプラミン塩酸塩 □アミトリプチリン塩酸塩 □トリミプラミンマレイン酸塩 □ノルトリプチリン塩酸塩 □クロミプラミン塩酸塩 □アモキサピン □ロフェプラミン塩酸塩 □ドスレピン塩酸塩	□イミプラミンは最初に臨床で使われた三環系抗うつ薬であり，抗うつ作用が強いため，現在も広く使われている． □ノルアドレナリンとセロトニン以外にもH_1受容体，$α_1$受容体，ムスカリン受容体を遮断するものもあるため，口渇，頻脈，便秘，鎮静，眠気，起立性低血圧などの副作用が高い頻度で現れる． □副作用の点から治療継続が困難になることが少なくない．
□四環系	□マプロチリン塩酸塩 □ミアンセリン塩酸塩 □セチプチリンマレイン酸塩	□三環系の副作用を軽減した抗うつ薬 □シナプス前$α_2$受容体の遮断によりノルアドレナリンの遊離を増大させる． □三環系と比べて副作用は減弱したが，効果も若干弱いとされる． □三環系と比べて効果発現までは速い．
□SSRI	□フルボキサミン □パロキセチン	□選択的セロトニン再取り込み阻害薬に分類される． □セロトニントランスポーターを阻害することでセロトニンの再取り込みを選択的に阻害する． □三環系と違って他の神経伝達物質の受容体には親和性がないため副作用が非常に少ない． □スペクトルも広く，うつ病以外にもパニック障害，強迫性障害にも有効とされる． □SNRIと同様にうつ病の治療では第一選択される傾向にある．
□SNRI	□ミルナシプラン	□選択的セロトニン・ノルアドレナリン再取り込み阻害薬に分類される． □セロトニンとノルアドレナリンのトランスポーターを阻害することでそれらの再取り込みを選択的に阻害する． □SSRIと同様に安全性が高い． □SSRIと同様に第一選択される傾向にある．

付表 1-6 抗てんかん薬

種　類	一般名	特　徴
□GABA トランスアミナーゼ阻害薬	□バルプロ酸ナトリウム	□もっとも安全な抗てんかん薬の一つ． □薬理作用は GABA 分解酵素である GABA トランスアミナーゼの阻害 □主として全般発作に適応される． □気分安定薬としても用いられ，躁病の治療薬にも使われている． □主な副作用は胃腸障害，肝障害，高アンモニア血症，眠気，体重増加などである． □カルバペネム系の抗菌薬と併用するとバルプロ酸の代謝が亢進され痙攣が再発するとの報告がある．
□バルビツール酸誘導体	□フェノバルビタール	□催眠作用を示さない量で抗痙攣作用を現す． □作用機序はクロライドチャネルの開口時間の延長 □副作用では連用による覚醒低下が問題となる．覚醒低下により鎮静，認知障害，行動変調，失調，眠気などが現れることがある． □長期の服薬では薬物依存と耐性の形成
□ヒダントイン誘導体	□フェニトイン	□もっとも一般的な抗痙攣薬 □作用機序はナトリウムチャネルの不活性化 □鎮静を起こさずに抗痙攣作用を現す． □重要な副作用は歯肉肥厚であるが，これ以外にも多毛，視力障害，造血器障害，肝障害，気分変調などが現れることがある．
□イミノスチルベン誘導体	□カルバマゼピン	□三環系抗うつ薬と類似の構造を持つ． □作用機序は電位依存性のナトリウムチャネルの遮断 □三叉神経痛にも適応される． □副作用はめまい，骨髄障害，運動失調，認知障害，胃腸障害，肝障害などである． □気分安定剤としても使われ，躁病や統合失調症の陽性症状にも適用される．

付表1-7　麻薬性鎮痛薬と拮抗薬

種　類	一般名	特　徴
☐麻薬性鎮痛薬	☐モルヒネ塩酸塩 ☐モルヒネ硫酸塩水和物	☐主にオピオイドμ受容体に作用して鎮痛効果を現す． ☐強力な鎮痛作用を持ち，内臓痛にも有効である． ☐痛みのある患者では陶酔感が出ることがあるが，痛みのない患者では不快感を示す． ☐呼吸抑制作用が強く，急性中毒死の主な原因となる． ☐延髄の咳中枢に作用して鎮咳作用を示す． ☐腸管の蠕動運動を抑制するため便秘を起こす． ☐連用により身体的，精神依存が形成される．また，耐性も形成しやすい． ☐依存形成後に急に投薬を中断すると激しい退薬現象が起こる． ☐「麻薬及び向精神薬取締法」により取り扱いが厳しく制限されている． ☐主にがん性疼痛などの激しい疼痛に用いられる．
	☐コデインリン酸塩	☐鎮痛作用はモルヒネの1/6 ☐主に鎮咳薬として用いられる． ☐100倍散は麻薬の指定から外れる．
	☐ジアセチルモルヒネ	☐ヘロインである． ☐多幸感が強く乱用されやすい． ☐依存性も非常に強い． ☐厳重な取締りの対象になっている．
	☐ペチジン塩酸塩	☐鎮痛作用はモルヒネの1/8 ☐最初の合成麻薬 ☐全身麻酔の前投薬として用いられる．
	☐フェンタニルクエン酸塩	☐鎮痛作用はモルヒネの80倍 ☐神経遮断性麻酔(NLA)に用いられる．
	☐メサドン	☐モルヒネ中毒の治療に用いられる．
☐麻薬拮抗性鎮痛薬	☐ペンタゾシン ☐塩酸ペンタゾシン	☐オピオイド受容体の部分作動薬 ☐κ受容体を刺激してμ受容体を遮断する． ☐鎮痛作用はモルヒネより弱い． ☐依存形成が比較的少ないことから麻薬指定から外される．
☐麻薬拮抗薬	☐ナロキソン塩酸塩	☐モルヒネの完全拮抗薬 ☐μ受容体への親和性は高いが，固有活性を持たないため鎮痛作用は現れない． ☐麻薬中毒の検査などに用いられる．

付表 1-8　中枢神経興奮薬

種　類	一般名	特　徴
☐キサンチン誘導体	☐カフェイン ☐テオフィリン ☐テオブロミン	☐カフェイン，テオフィリン，テオブロミンはすべて構造式にキサンチン骨格を持っており，いずれも中枢神経の興奮作用を示す． ☐これらは中枢神経興奮作用のほかにも気管支拡張作用や心機能の亢進作用，また利尿作用を併せ持つ．ただしこれらの作用には薬物による強弱があるため注意が必要である． ☐中枢神経興奮作用はカフェインがもっとも強く，それ以外の気管支拡張作用，心筋興奮作用そして利尿作用はテオフィリンがもっとも強い． ☐テオフィリンは気管支拡張作用が強いため気管支喘息の治療薬としても用いられている．
☐覚醒アミン	☐アンフェタミン ☐メタンフェタミン塩酸塩	☐ともに覚醒アミンに分類され中枢神経の興奮作用が強い． ☐以前は疲労を回復するため販売されていたが，激しい精神依存と統合失調症様の精神異常が生じることが明らかになり社会問題になった．現在では法により使用が規制されている．
☐脳幹興奮薬	☐ジモルホラミン ☐ピクロトキシン	☐ジモルホラミンの作用点は延髄の呼吸中枢を刺激して呼吸量を増加させる． ☐ジモルホラミンは催眠薬中毒や呼吸抑制が起きたときに救急蘇生薬として用いられる． ☐ジモルホラミンはバルビツール酸系催眠薬による呼吸抑制にも拮抗する． ☐ピクロトキシンは延髄を興奮させて間代性痙攣を引き起こす． ☐ピクロトキシンの痙攣はストリキニーネとは異なり自発的である．
☐脊髄興奮薬	☐ストリキニーネ	☐ストリキニーネは脊髄を興奮させて強直性痙攣（わずかな外来性の刺激により痙攣が誘発される）を引き起こす． ☐後弓反張をみる．

chapter 2　末梢神経作用薬

学習目標
- □ 局所麻酔薬の作用機序と適用方法を説明できる．
- □ 主な局所麻酔薬を挙げ，化学構造の特徴から分類することができる．
- □ 局所麻酔薬の副作用・有害作用（アドレナリン添加の場合も含めて）を説明できる．
- □ 自律神経系の化学伝達物質とその受容体を分類することができる．
- □ 自律神経系の構造と機能に基づき作用薬を分類することができる．
- □ 自律神経作用薬の臨床応用を説明できる．
- □ 筋弛緩薬を作用機序により分類し，それぞれの特徴を説明できる．
- □ コリンエステラーゼ阻害薬の臨床応用を説明できる．

　脳脊髄外の体のさまざまな組織に分布する神経線維は，脳脊髄内の中枢神経系に対して末梢神経系と呼ばれる．その役割は，中枢神経からの指令を各器官に伝えたり（遠心性神経），各器官の情報を中枢神経系に伝えること（求心性神経）である．

　末梢神経系は，運動（遠心性）や知覚（求心性）に関わる体性神経系と，呼吸，循環，消化など生命維持に関わり不随意で基本的な生命活動調節を行う自律神経系に分けられる．後者の求心性神経は内臓知覚神経であり，遠心性神経は交感神経と副交感神経からなる狭義の自律神経である．

　末梢神経系に作用する薬物はこの分類に基づき，①知覚神経をターゲットとした局所麻酔薬，②交感・副交感神経系に作用する自律神経作用薬・遮断薬，③運動神経に関わる神経筋接合部に作用する薬物，の3つに分けられる．

2-1　局所麻酔薬

神経伝導のメカニズム：

　静止状態の神経細胞は，細胞膜を介して電気的に細胞内が負，細胞外が正の電位差を持ち，分極している．これは主に細胞膜透過性の高いK^+の細胞内外濃度差によってもたらされ，これを静止電位という．K^+の膜透過性を調節するのは細胞膜に存在するK^+の通路（カリウムチャネル）であり，細胞内外のK^+濃度差を作り出しているのはエネルギーに依存して細胞内にK^+を取り込みNa^+を排泄するNa, K-ATPase（ナトリウムポンプ）である．したがって静止状態での神経細胞では，細胞外にNa^+濃度は高く，逆に細胞内はK^+濃度が高い状態が維持されている．

　神経に刺激が加わると細胞膜のNa^+通路（ナトリウムチャネル）が開き，濃度勾配に応じて細胞外からのNa^+の流入が生じ，それにより細胞膜を介した電位差が減少する．それまで電気的に分極していた状態が失われるわけで，これを脱分極という．Na^+流入によるこの膜電位の変化はさらに進み，細胞膜を介した電位差は逆転して細胞内が正になる．開口したナト

神経伝導と神経伝達

神経軸索を活動電位が順次伝播して興奮が伝わることを神経伝導という．これに対し神経伝達は，2つの神経細胞間で情報を伝えることをいう．ともにシグナル（情報）を伝えることであるが，1細胞内で起こること（神経伝導）か，細胞間でのこと（神経伝達）かの違いがある．

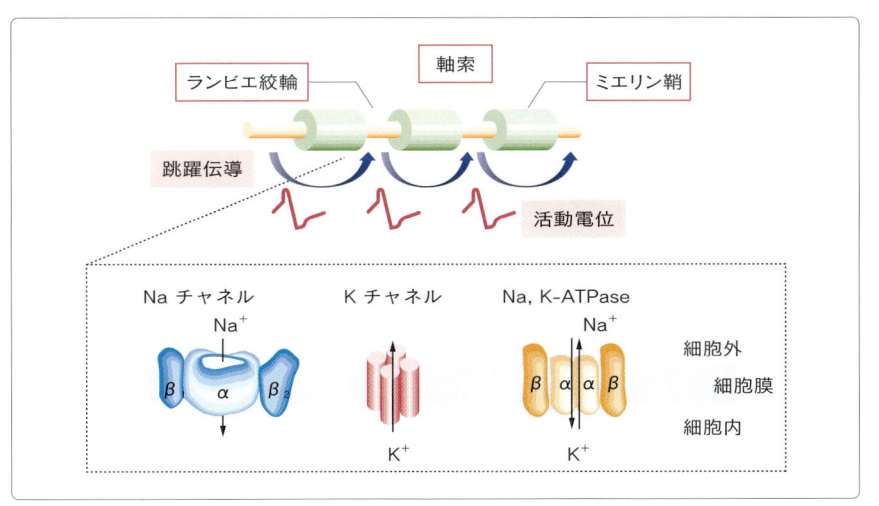

図 2-1　ナトリウムチャネルと神経伝導

> **跳躍伝導**
> 神経軸索はミエリン鞘により断続的に覆われており，この部分は電気的に絶縁されているので活動電位はその隙間を跳躍して伝わる．これを跳躍伝導という．

リウムチャネルは直ちに不活性化され閉じた状態になるため Na^+ の流入は短時間で終わり，細胞膜電位は静止電位へと戻る．この興奮時の膜電位変化を活動電位という．以上のことから神経の興奮，すなわち活動電位の主役はナトリウムチャネルであることがわかる（図2-1）．

この活動電位は近傍のナトリウムチャネルを活性化（開口）し，順次活動電位を先に伝えていくことになる．このような神経興奮の伝播を神経伝導という．

局所麻酔薬とは，この脱分極により開口するナトリウムチャネル（それ故，電位依存性ナトリウムチャネルという）を特異的に抑制することにより神経伝導を遮断し，知覚神経の遮断による痛みの抑制を行う薬物である．

> **テトロドトキシン**
> 電位依存性ナトリウムチャネルの特異的遮断薬で，フグ毒として知られている．
>
> **コカイン**
> 南米の高山地帯に自生するコカの木の葉に含まれる精神高揚作用を示す成分として発見された．この精神作用は，中枢ドパミン神経系の活性化によるもので，局所麻酔作用の機序とは異なる．

1）薬物分類（付表2-1参照）

最初に局所麻酔作用が見いだされた**コカイン**の化学構造をもとに種々の合成局所麻酔薬が設計合成された．基本となる構造は，図2-2に示すように親水基と疎水基が中間鎖でつながれた形であり，この中間鎖がエステル結合であるかアミド結合であるかにより以下の2つに分類できる．

☐ エステル型局所麻酔薬
　コカイン，プロカイン，テトラカイン
☐ アミド型局所麻酔薬
　リドカイン，ブピバカイン，プロピトカイン，ジブカイン

2）薬理作用

☐ 局所麻酔作用
☐ 抗不整脈作用

> **局所麻酔作用と膜安定化作用**
> 膜安定化作用は，神経等の興奮性細胞の細胞膜の興奮を抑える作用をいう．したがって本質的には局所麻酔作用と同じであり，用語として最近は使われなくなった．

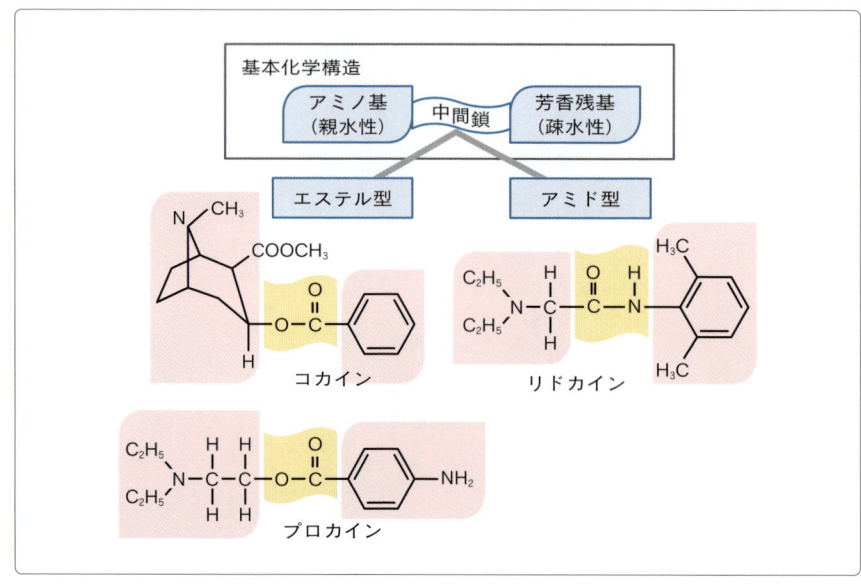

図2-2　局所麻酔薬の基本化学構造

3) 臨床応用
☐抜髄時の局所麻酔
☐抜歯などの口腔外科手術時の局所麻酔
☐抗不整脈薬

アドレナリンの添加について：
　通常歯科用リドカインには20万分の1アドレナリンが添加されている．これは，アドレナリンの血管収縮作用により，①局所麻酔薬の作用持続，②手術時の出血軽減，③循環系への移行を遅らせることによる副作用の軽減，などを目的とするが，反面，血管収縮による末梢組織への血流低下による組織障害を招く可能性もある．

4) 有害作用
☐アレルギー
☐痙攣
☐循環抑制
☐呼吸抑制

5) 作用機序
　局所麻酔薬による神経伝導遮断は，電位依存性ナトリウムチャネル阻害によることは先に述べたが，その分子機序も最近明らかにされている．電位依存性ナトリウムチャネルは静止状態(閉口)～活性化(開口)～不活性化

アドレナリンとエピネフリン
同一物質である．アドレナリンは，我が国の高峰譲吉により1900年に発見・命名された．これに先立ち1897年に米国のJ・エイベルによりエピネフリンが発見・命名されたが，不純物が多く結晶化にも成功していない．したがってこの薬物の発見は高峰譲吉を最初とし，用語としてアドレナリンを使うべきであろう．

アドレナリン禁忌
左記に述べた欠点以外に，高血圧症患者，抗うつ薬服用患者などにはアドレナリン添加局所麻酔薬使用にあたって注意が必要である．

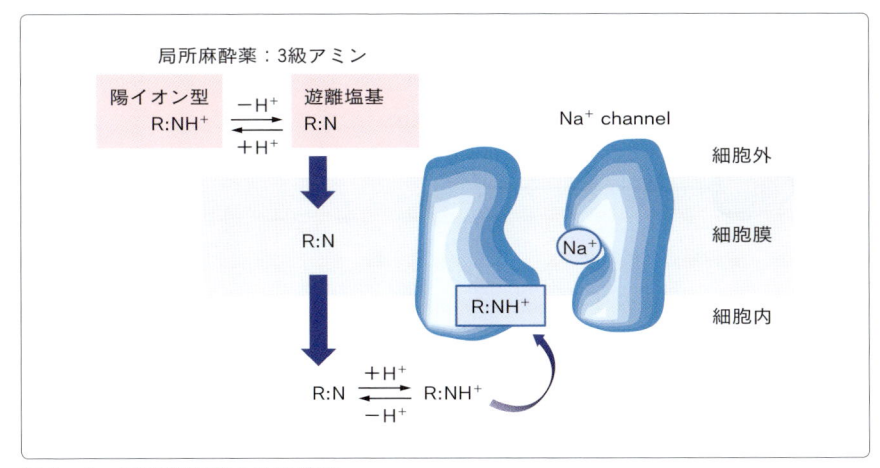

図2-3 局所麻酔薬の作用機序

(閉口)〜静止状態と遷移するが，この変化の引き金は膜電位変化であり，脱分極により活性化されるには静止状態に戻らなければならない．局所麻酔薬は，この不活性化状態への親和性が高く，また細胞内からこのチャネルのイオン通路の特定の部位に結合して，チャネルを不活性化の状態にとどめることにより静止状態への移行を抑制し，チャネルがふたたび開かなくする(図2-3)．

この機序から局所麻酔薬の2つの重要な性質が導かれる．1つは頻度依存性抑制であり，もう1つはpHの影響である．

頻度依存性抑制：

電位依存性ナトリウムチャネルの不活性化状態への親和性が高いことは，チャネルの開口頻度が多い(神経興奮がより多い)ほうが局所麻酔薬はより多く結合し阻害効果が大きくなる．この神経興奮の頻度に依存した抑制効果の出現を**頻度依存性抑制**という．

pHの影響：

局所麻酔薬は弱塩基性塩であり，その解離定数(イオン化のし易さ)から生理的pHでは陽イオン型が多い．細胞膜は脂質でできているので遊離塩基(非イオン型)のほうが通過しやすい．しかし，電位依存性ナトリウムチャネルと結合するのはイオン型である．したがって局所麻酔薬は遊離塩基の形で細胞膜を通過して細胞内に入り，そこでイオン型に変換されたものがチャネルと結合してそれを阻害するのである(図2-3)．

したがって作用の大きさを規定する薬物側の要因は解離定数であり，これが大きければ細胞膜を通過できず作用が減ずるが，逆に小さくても細胞内には入りやすくとも細胞内でチャネルと結合できるイオン型になりにく

頻度依存性抑制
use-dependent inhibition の訳である．左記の説明からわかるようにこの "use" は，薬物(局所麻酔薬)の「使用」ではなく，Naチャネルがどれほど「使用」されるかということである．

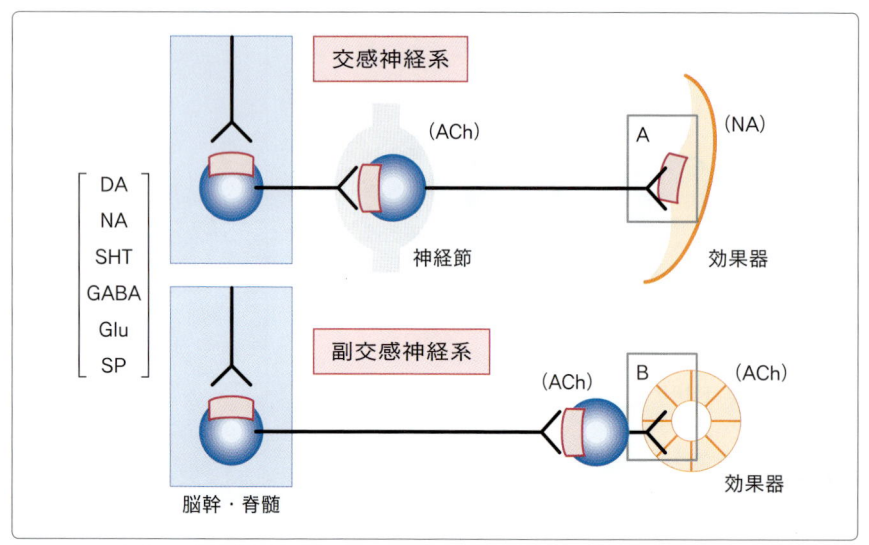

図2-4 交感・副交感神経系の模式図(使われる神経伝達物質は( )内に示す．A, Bは図2-5のA, Bに相当)

く作用しづらい．同様なことが生体側の要因としてもいえる．組織のpHは通常約7.4のややアルカリに保たれている．**炎症**が生じた組織ではpHが酸性側に傾き，イオン型が多くなるため細胞膜を通過できなくなり効果が減弱する．

痙攣(有害作用)の発症機序:

　局所麻酔薬の中枢神経系への急性中毒作用に痙攣がある．局所麻酔薬の作用機序の本質は神経伝導の遮断であり，神経活動の抑制であるから，これは中枢神経系でも同様であろう．ではなぜ興奮としての痙攣が生じるのであろうか．中枢神経系では興奮性神経と抑制性神経の相互作用により脳機能が調節されている．局所麻酔薬は，興奮・抑制性両神経系ともに抑制するが，結果として抑制性神経の抑制が優位に現れ(脱抑制)，見かけ上の興奮が現れたと考えることができる．こうした結果をもたらす機序はまだ十分には説明されていないが，頻度依存性抑制の考えからは，中枢神経系でより多くのシナプスを占める抑制性神経がその活動に応じてより抑制されると考えてもよいだろう(⇒ p.136参照)．

2-2 自律神経作用薬

　神経線維の終末は，他の神経や組織と緊密に接合して**シナプス**を形成する．神経伝導により神経軸索を伝わってきた興奮は，神経終末において神経伝達物質の遊離を行い，このシナプスにおいてつぎの細胞に情報を伝達する．

炎症
組織損傷，感染などの障害性刺激に対する生体の防御反応．炎症の5大徴候のうち発赤・腫脹は末梢血管の拡張と透過性亢進によって生じるが，そのため炎症部位に適用された局所麻酔薬は血中に移行しやすく，その場に留まることができないことも効果が減弱する理由の一つである．

シナプス
神経細胞間で情報伝達を行うために特殊化した接合部

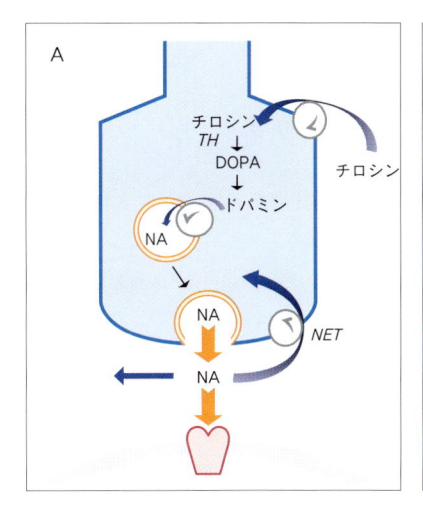

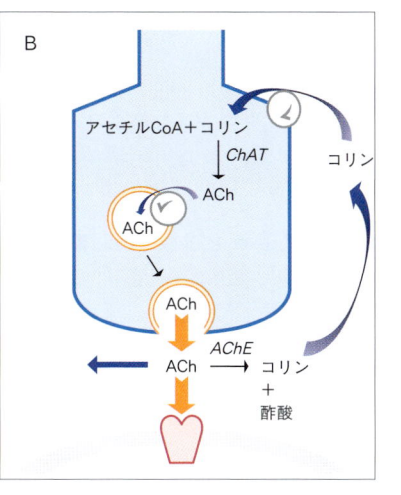

図 2-5　交感(A)・副交感(B)神経節後線維終末／効果器シナプスにおける神経伝達
(TH：チロシン水酸化酵素，NET：ノルアドレナリントランスポーター，ChAT：コリンアセチルトランスフェラーゼ，AChE：アセチルコリンエステラーゼ)

チロシン水酸化酵素
ノルアドレナリン合成の律速段階をなす酵素

ノルアドレナリントランスポーター
シナプス間隙に遊離されたノルアドレナリンを神経終末に再取り込みし，神経伝達を終結させる役割を担う細胞膜機能タンパク

コリンアセチルトランスフェラーゼ
アセチルコリンの合成を司る酵素

アセチルコリンエステラーゼ
アセチルコリンを分解し，その作用を速やかに終結させる役割を担う酵素

　自律神経系は，交感神経と副交感神経からなり，その情報伝達機構は図2-4に示すように神経節，効果器接合部においてアセチルコリン(ACh)，ノルアドレナリン(NA)を神経伝達物質として用い行われる．交感神経，副交感神経節後線維終末と効果器とのシナプスの神経伝達の模式図を示す(図2-5)．神経伝達の各過程については5)「作用機序」の項で述べる．

　心臓において交感神経の興奮は心拍数の上昇，心収縮力の増強により心拍出量の増加をもたらすが，副交感神経の興奮は逆に心拍数の低下をもたらす．このように多くの組織で交感・副交感神経系は拮抗支配を行っているが，唾液腺など機能的拮抗を行っていない組織もある．

　薬物は，図2-5に示す神経伝達のいずれかの過程をターゲットとして神経伝達に影響を与えることができる(後述)．これまでにこのすべての過程で影響する多くの薬物が見いだされてきており，臨床において重要な役割を果たしている．中心となるのはACh，NAの受容体に作用する薬物であり，アゴニスト，アンタゴニストともに臨床上重要である．

1) 薬物分類(付表2-2参照)

□ **交感神経作用薬**
　直接(受容体アゴニスト)：アドレナリン(α, β)，ノルアドレナリン(α, β)，フェニレフリン(α_1)，クロニジン(α_2)，イソプレナリン(β)
　間接：コカイン，メタンフェタミン

□ **交感神経遮断薬**
　直接(受容体アンタゴニスト)：フェントラミン(α)，プラゾシン(α_1),

ヨヒンビン（α₂），プロプラノロール（β），アテノロール（β）
  間接：レセルピン
☐副交感神経作用薬
  直接（受容体アゴニスト）：アセチルコリン，ピロカルピン，セベメリン
  間接：フィゾスチグミン
☐副交感神経遮断薬
  直接（受容体アンタゴニスト）：アトロピン，スコポラミン
  間接：ヘミコリニウム-3，ベサミコール
☐節興奮薬
  ニコチン
☐節遮断薬
  ヘキサメトニウム

2）薬理作用
（1）交感神経作用薬
☐血管収縮
☐気管支拡張
☐解糖
（2）交感神経遮断薬
☐血圧下降
☐血管拡張
☐心収縮・心拍数減少
（3）副交感神経作用薬
☐平滑筋収縮
☐胃酸分泌
☐唾液分泌
（4）副交感神経遮断薬
☐瞳孔散大
☐唾液分泌抑制
☐気管支分泌・収縮抑制
（5）節興奮薬
☐血圧上昇
（6）節遮断薬
☐血圧下降

3）臨床応用
（1）交感神経作用薬
☐ショック（急性心不全）の治療
☐局所麻酔薬への添加

アトロピン
ナス科の植物に含まれるベラドンナアルカロイドの一つ

ニコチン
煙草の主成分である依存性薬物

ショック
急性の全身性循環障害により血流量が減少し，必要な酸素供給ができないため種々の組織臓器で機能不全が生じた状態

（2）交感神経遮断薬
☐高血圧の治療
☐不整脈の治療
（3）副交感神経作用薬
☐口腔乾燥症の治療
（4）副交感神経遮断薬
☐消化性胃潰瘍の治療
☐外科手術時の前処置
☐動揺病（乗り物酔い）の予防・治療
☐パーキンソン病の治療
（5）節興奮薬
☐なし
（6）節遮断薬
☐高血圧の治療

4）有害作用
（1）交感神経作用薬
☐不整脈
☐血圧上昇
（2）交感神経遮断薬
☐喘息患者への気管支収縮（β_2）
☐心機能亢進（非選択的α遮断薬）
（3）副交感神経作用薬
☐発汗
☐痙攣
☐悪心・嘔吐
（4）副交感神経遮断薬
☐瞳孔散大
☐口腔乾燥
☐尿閉
（5）節遮断薬
☐低血圧
☐失神

5）作用機序
＜神経伝達の過程と薬物ターゲット＞
　図2-5（p.69）に示すように神経伝達の過程は，神経伝達物質の①合成，②貯蔵，③遊離，④受容体への結合（とそれにより生じるシグナル伝達），⑤不活性化，からなる．

高血圧
収縮期あるいは拡張期血圧のいずれかが正常値よりも高い状態

不整脈
心臓の調律（興奮の発生と伝導）の異常

消化性胃潰瘍
酸やペプシンのような攻撃因子の増強，あるいはそれに対する防御因子の減弱により粘膜が損傷した状態

動揺病
乗物などの動揺刺激によって起こる悪心・嘔吐などの自律神経症状

パーキンソン病
中枢ドパミン神経の変性脱落により運動機能障害をきたす神経変性疾患

それぞれの前駆物質は細胞膜に存在する**トランスポーター**により神経終末の細胞内に取り込まれ，そこでそれらに特有の酵素により神経伝達物質へと合成される．そして，シナプス小胞内に運ばれて貯蔵される．この輸送を司るのがシナプス小胞膜に存在する神経伝達物質のトランスポーターである．

神経終末まで興奮が伝わると，細胞膜の**電位依存性カルシウムチャネル**が開き，細胞外から細胞内へCa^{2+}の流入が起こる．細胞内Ca^{2+}濃度の上昇は，シナプス小胞と細胞膜の融合と開口の引き金となり，その結果シナプス小胞内の神経伝達物質が細胞外に拡散して遊離される．このような分泌様式を**開口分泌**という．

遊離された神経伝達物質は，効果器細胞の細胞膜に存在するその受容体に結合し，活性化してシグナル伝達を行う結果，平滑筋の収縮や弛緩，唾液分泌などの効果器機能を導く．

遊離された神経伝達物質は，拡散，分解，再取り込みによりシナプス間隙から除去されて，その作用を終える．副交感神経系の伝達物質であるAChは，主にAChEにより分解されることによりその神経伝達を終結する．分解されて生じるコリンは，細胞膜のコリントランスポーターにより細胞内に取り込まれ，ChATによりふたたびAChに合成される．一方交感神経系の伝達物質であるNAは，主にNETにより神経終末内に再取り込みされることによりその神経伝達を終結する．再取り込みされたNAはシナプス小胞膜のモノアミントランスポーター(VMAT)により小胞内に運ばれ蓄えられて再利用されるか，ミトコンドリアに存在する分解酵素モノアミンオキシダーゼ(MAO)により代謝される．また，一部は細胞外に存在するもう一つの分解酵素カテコール-O-メチル転移酵素(COMT)により分解される．

薬物は，以上の過程のいずれかに作用することにより，交感・副交感神経系の機能を高めたり(作動薬)，逆に抑制したり(遮断薬)する．このうち，受容体に直接作用するアゴニスト，アンタゴニストがもっとも多い．上記過程の受容体以外のところで働くのが間接作動薬・遮断薬である．

＜受容体分類＞

神経伝達物質の同定にはアンタゴニストによる作用の抑制を示すことが重要であり，各種薬物はこのような観点から神経伝達のメカニズムを解明するために用いられてきた．こうした研究において，神経伝達物質の作用に対する薬物の有効性の違いから，1つの神経伝達物質の受容体にも複数の異なる受容体が存在していることが薬理学的にわかってきた．たとえばAChの作用において，アゴニストのムスカリン，ニコチンがそれぞれ異なる薬理作用をもたらすことである．そこでACh受容体には2つの異なる受容体，すなわちムスカリン様作用を示す受容体とニコチン様作用を示す受容体が存在することが示唆された．もともと受容体とは薬理学的概念

トランスポーター
細胞膜を介した物質の輸送を司る細胞膜機能タンパク

電位依存性カルシウムチャネル
脱分極により開口してCa^{2+}を選択的に通過させるイオンチャネル．この特異的遮断薬(カルシウム拮抗薬)は高血圧の治療など多くの臨床で用いられている．

開口分泌
分泌様式の一つで，分泌される物質が蓄えられた小胞が細胞膜と接触・融合してその部に細孔ができ(開口)，そこから内容物が細胞外に放出される様式

であったが，研究の進展に伴いそれが分子実体を備えたタンパクであることが明らかとなった．さらに分子生物学の進展により，従来の薬理学的分類を超える多数の受容体サブタイプの存在が明らかとなってきている．

付表2-2に交感神経系のアドレナリン受容体，副交感神経系のアセチルコリン受容体の薬理学的分類を示してある．

＜直接作用と間接作用＞

受容体に対する直接作用に対し，交感・副交感神経系の機能を間接的に高めたり抑制したりする薬物もある．神経伝達物質の合成，貯蔵，遊離を抑制すれば，その神経活動を間接的に遮断する．一方，神経伝達物質の分解や再取り込みによる**神経伝達終結機構**を抑制すれば，その神経伝達は亢進される．

コカインはNA再取り込みを抑制することにより，メタンフェタミン（覚せい剤）はNA遊離を促進することにより間接型交感神経作動薬として働く．一方，レセルピンはVMAT阻害によりNAの枯渇をもたらし，間接型の遮断薬として働く．

副交感神経系では，AChE阻害薬であるフィゾスチグミンはAChの分解を防ぎ間接型作動薬として働く．細胞膜コリントランスポーターの阻害薬ヘミコリニウム-3，シナプス小胞膜AChトランスポーターの阻害薬ベサミコールは，いずれもAChの枯渇をもたらし間接型遮断薬として作用する．

> **神経伝達終結機構**
> 遊離された神経伝達物質が分解あるいは再取り込みによりシナプス間隙から除去され，その作用が消失する仕組み．

2-3 神経筋接合部作用薬

筋収縮：

骨格筋を支配する運動神経は，コリン作動性であり，そのシナプスにおける神経伝達物質はアセチルコリン，受容体は骨格筋型ニコチン様アセチルコリン受容体(nAChR)である(図2-6)．神経終末からAChが放出され

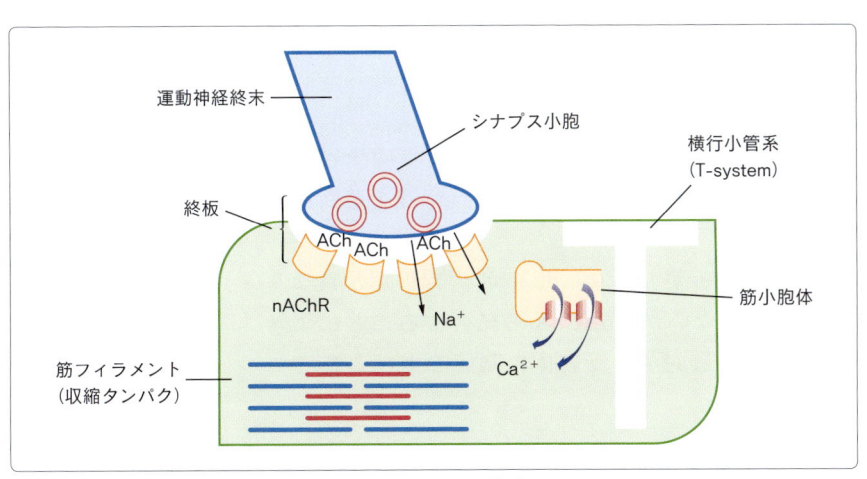

図2-6 神経筋接合部における興奮収縮連関の模式図

ると，筋の終板と呼ばれるシナプス後膜に存在するnAChRに結合する．nAChR活性化はそのチャネルを開口し，Na^+の流入により脱分極を引き起こし，筋細胞の興奮を惹起する．その結果，筋小胞体からのCa^{2+}の放出による細胞質Ca^{2+}濃度の上昇とそれによる収縮タンパクの活性化が起き，筋は収縮する．上昇した細胞質Ca^{2+}は筋小胞体に取り込まれて細胞質中のCa^{2+}濃度は元に戻り，筋は弛緩する．受容体刺激後のAChはアセチルコリンエステラーゼAChEにより速やかに分解されて，シナプス間隙のAChは除去され神経伝達は終結する．活性化されたnAChRはすぐに不活性化され，その後，元の静止状態に戻ることによりつぎの刺激に備える．この一連の過程を**興奮収縮連関**と呼ぶ．

1）筋弛緩薬
（1）薬物分類（付表2-3参照）
☐受容体遮断薬
　　d-ツボクラリン（競合型），サクシニルコリン（脱分極型）
☐興奮収縮連関抑制薬
　　ダントロレン
☐アセチルコリン遊離阻害薬
　　A型ボツリヌス毒素，ヘミコリニウム-3
（2）薬理作用
☐骨格筋弛緩
☐呼吸抑制
☐血圧下降
（3）臨床応用
☐外科手術時の前処置
☐熱性痙攣の治療
☐皮膚整復（しわとり）
（4）有害作用
☐呼吸抑制
（5）作用機序
　d-ツボクラリンは競合型nAChR遮断薬であり，AChとその受容体の結合を競合的に阻害することで神経筋接合部における神経伝達を遮断し，筋弛緩をもたらす．

　スキサメトニウムは脱分極性遮断薬であり，d-ツボクラリンと異なりAChの受容体への結合には影響しないが，nAChRと結合することにより脱分極性の変化をもたらし，AChに対する受容体の閾値を上げることでその作用を抑制する．

興奮収縮連関
Excitation-Contraction (E-C) Couplingの訳である．興奮という電気的現象がどのようにして収縮という物理的運動に変わるかを説明する用語

d-ツボクラリン（クラーレ）
南米原住人が古くから狩猟に用いていた矢毒の成分．その作用機序を明らかにしたのは19世紀フランスの生理学者C.ベルナールであり，この実験は今も大学の薬理学実習で行われている．d-ツボクラリンは血液脳関門を通過できず，作用は末梢性である．

2）筋収縮増強薬

（1）薬物分類（付表2-3参照）
☐ コリンエステラーゼ阻害薬
　　ネオスチグミン，エドロホニウム

（2）薬理作用
☐ 骨格筋収縮の増強

（3）臨床応用
☐ 重症筋無力症の治療

（4）有害作用
☐ 呼吸麻痺

（5）作用機序
　コリンエステラーゼ阻害によりAChの分解を抑制し，シナプス間隙でのACh濃度を上昇させ，神経筋接合部における神経伝達を促進することで，重症筋無力症におけるその部位での神経伝達の不全を改善する．

重症筋無力症
骨格筋のニコチン様アセチルコリン受容体に対する抗体ができ，神経筋接合部における神経伝達が損なわれ筋力低下，易疲労性などの症状がみられる自己免疫疾患

復習しよう！

1 アドレナリンの作用で正しいのはどれか．
a 骨格筋の血管の収縮
b 消化管運動の亢進
c 心拍数の減少
d 気管支の拡張

2 アセチルコリンの作用で正しいのはどれか．
a 心拍数の減少
b 消化管運動の抑制
c 末梢血管の収縮
d 唾液分泌の抑制

3 アミド型局所麻酔薬はどれか．2つ選べ．
a テトラカイン
b リドカイン
c プロピトカイン
d プロカイン

4 アセチルコリンが結合して作用を現すのはどれか．
a オピオイド受容体
b ヒスタミン受容体
c ドパミン受容体
d ムスカリン受容体

5 併用すると拮抗作用を示すのを2つ選べ．
a アドレナリンとノルアドレナリン
b アドレナリンとプロプラノロール
c アセチルコリンとアトロピン
d アセチルコリンとピロカルピン

6 リドカインについて正しいのはどれか．
a エステル型局所麻酔薬である．
b 表面麻酔作用がない．
c アドレナリン添加で作用が減弱する．
d 炎症組織で作用が減弱する．

7 局所麻酔薬にアドレナリンを配合する目的はどれか．2つ選べ．
a 局所麻酔薬の効果の持続
b 治療中の貧血の予防
c 唾液分泌の抑制
d 局所麻酔薬の副作用の予防

8 神経筋接合部に働き骨格筋弛緩をもたらすのはどれか．2つ選べ．
a d-ツボクラリン
b スキサメトニウム
c フィゾスチグミン
d アトロピン

＜解答＞
1：d
2：a
3：bとc
4：d
5：bとc
6：d
7：aとd
8：aとb

付表2-1 局所麻酔薬の代表的な薬物

種類	一般名	商品名	特徴
□エステル型	□コカイン塩酸塩	□塩酸コカイン	□表面麻酔
	□プロカイン塩酸塩	□塩酸プロカイン注射液	□注射薬
	□テトラカイン塩酸塩	□テトカイン	□表面麻酔
□アミド型	□リドカイン塩酸塩	□歯科用キシロカインカートリッジ	□注射剤
		□キシロカインゼリー	□表面麻酔
	□プロピトカイン塩酸塩	□歯科用シタネスト	□注射剤
	□メピバカイン塩酸塩	□スキャンドネスト	□注射剤

付表2-2 自律神経系に作用する代表的な薬物

	種類	一般名	商品名	特徴
□アドレナリン受容体	□αアドレナリン作用薬	□フェニレフリン塩酸塩	□ネオシネジン	□昇圧薬,局所投与(散瞳薬)
		□メトキサミン塩酸塩	□メキサン	□$α_1$選択的
		□クロニジン塩酸塩	□カタプレス	□$α_2$選択的,降圧薬
		□メチルドパ水和物	□アルドメット	□メチルノルアドレナリンに代謝されて$α_2$作動薬に(降圧薬)
	□βアドレナリン作用薬	□イソプレナリン塩酸塩	□プロタノールS	□β非選択的,昇圧薬
		□ドブタミン塩酸塩	□ドブトレックス	□$β_1$選択的,昇圧薬
	□αアドレナリン拮抗薬	□フェントラミンメシル酸塩	□レギチーン	□降圧薬
		□プラゾシン塩酸塩	□ミニプレス	□$α_1$選択的,高血圧治療薬
		□タムスロシン塩酸塩	□ハルナールD	□$α_{1A}$選択的,前立腺肥大症の治療薬
	□βアドレナリン拮抗薬	□プロプラノロール塩酸塩	□インデラル	□β非選択的,降圧薬
		□カルベジロール	□アーチスト	□β非選択的,α遮断作用も有する,降圧薬
		□アテノロール	□テノーミン	□$β_1$選択的,降圧薬
□コリン受容体	□ムスカリン受容体作用薬	□ピロカルピン塩酸塩	□サラジェン	□口腔乾燥治療薬
		□セビメリン塩酸塩水和物	□エボザック,サリグレン	□口腔乾燥治療薬
		□ベタネコール塩化物	□ベサコリン	□尿閉の治療
	□ニコチン受容体作用薬	□ニコチン		
	□ムスカリン受容体拮抗薬	□アトロピン硫酸塩水和物	□マイランなど	□散瞳薬,消化性潰瘍治療薬
		□スコポラミン臭化水素酸塩水和物	□ハイスコ	□乗物酔い,制吐薬
		□ピレンゼピン水和物	□ガストロゼピン	□消化性潰瘍治療薬
	□ニコチン受容体拮抗薬	□ヘキサメトニウム		

付表2-3 神経筋接合部に作用する代表的な薬物

	種類	一般名	商品名	特徴
☐遮断	☐競合型	☐d-ツボクラリン		☐末梢性筋弛緩薬
		☐パンクロニウム臭化物	☐ミオブロック	☐末梢性筋弛緩薬
		☐ベクロニウム臭化物	☐マスキュラックス	☐末梢性筋弛緩薬
		☐ロクロニウム臭化物	☐エスラックス	☐末梢性筋弛緩薬
	☐脱分極型	☐スキサメトニウム塩化物	☐サクシン，レラキシン	☐末梢性筋弛緩薬
☐増強	☐コリンエステラーゼ阻害薬	☐ネオスチグミン	☐ワゴスチグミン	☐重症筋無力症治療薬
		☐エドロホニウム塩化物	☐アンチレクス	☐重症筋無力症診断薬

chapter 3 循環器・呼吸器に作用する薬物

学習目標
- □ 循環器系に作用する薬物を分類できる．
- □ 強心薬の分類ができる．
- □ 高血圧治療薬の第一選択薬が説明できる．
- □ 狭心症治療薬の分類ができる．
- □ 動脈硬化予防薬の作用機序が説明できる．
- □ 呼吸器系に作用する薬物を分類できる．

循環系の働き：

　循環系は心臓，血管，リンパ管から構成され，生体に必要な物質，免疫細胞，ホルモンおよび老廃物を含んだ血液を流動させる器官系である．内部環境の**ホメオスタシス**を維持する上で重要な役割をしている（図3-1）．

ホメオスタシス
恒常性ともいい，「一定状態」を意味する．体内の環境つまり組織間液を「内部環境」といい，細胞の生命活動に最適な場（浸透圧，pH，温度など）を提供している．したがって，体外の環境（外部環境）が激変しても内部環境の恒常性が維持できれば生命を維持していくことができる．

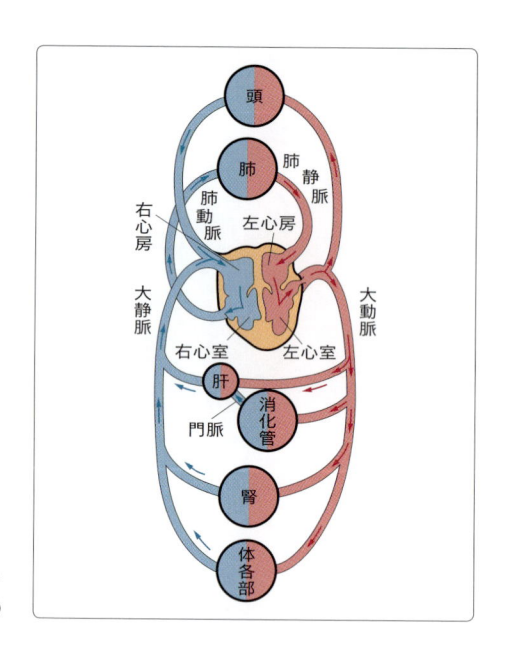

図3-1　体循環と肺循環（ハロルド・バーン著・高木敬次郎ほか訳：くすりと人間，岩波書店，東京，1979より引用改変）

3-1　循環器系に作用する薬物

　心疾患（心不全，不整脈，心筋梗塞），脳血管障害（脳卒中）などの循環器疾患は日本人の死亡原因において上位を占めている．また，生活習慣病（糖尿病，脂質異常症，高血圧症）はこれら循環器疾患を重症化させる予備疾患と考えられている．近年，生活習慣病を含めて循環器疾患の薬物治療を受けている患者が年々増加している．

chapter 3　循環器・呼吸器に作用する薬物

1）薬物分類（付表3-1参照）
☐強心薬
☐抗不整脈薬
☐高血圧症治療薬
☐狭心症治療薬
☐動脈硬化防止薬
☐降圧利尿薬

2）強心薬
　心機能の低下および浮腫を改善する薬物
（1）種類
☐強心配糖体
　　ジギタリス，ジゴキシン，ジギトキシン
☐β₁作用薬
　　ドブタミン
（2）薬理作用
☐心筋収縮増強（循環改善：強心配糖体，β₁作用薬）
☐心拍数増加（β₁作用薬）
☐心拍数減少（強心配糖体）
（3）臨床応用
☐うっ血性心不全
☐浮腫
☐心房性不整脈（粗動）
（4）有害作用
☐徐脈（心室性期外収縮，房室ブロック）
☐胃腸障害（悪心）
☐神経症状（頭痛，めまい，眠気）

3）抗不整脈薬
　心拍の乱れを改善する薬物
（1）種類
☐抗不整脈薬
　　キニジン，リドカイン，プロカインアミド，β遮断薬，カルシウム拮抗薬
（2）薬理作用
☐Na⁺チャネル抑制（キニジン，リドカイン，プロカインアミド）
☐Ca²⁺チャネル抑制（カルシウム拮抗薬）
☐β遮断（β遮断薬）
（3）臨床応用
☐上室性不整脈

降圧利尿薬
循環器系には直接作用しないが，尿量を増大させる利尿作用により間接的に循環血液容量が減少して血圧を低下させる．したがって，本書では「循環器に作用する薬物」として扱う．

徐脈
不整脈の一種で，成人の安静時心拍数は一般に毎分60〜100回／分であるが，60回／分未満を徐脈という．

不整脈
心拍数（毎分当たりの拍動数）や心拍リズムが一定でない状態をいう．心電図により診断することができる．不整脈には心拍数が異常に多い頻脈，少ない徐脈，異常な心拍リズムの期外収縮や，房室ブロックなどがある．

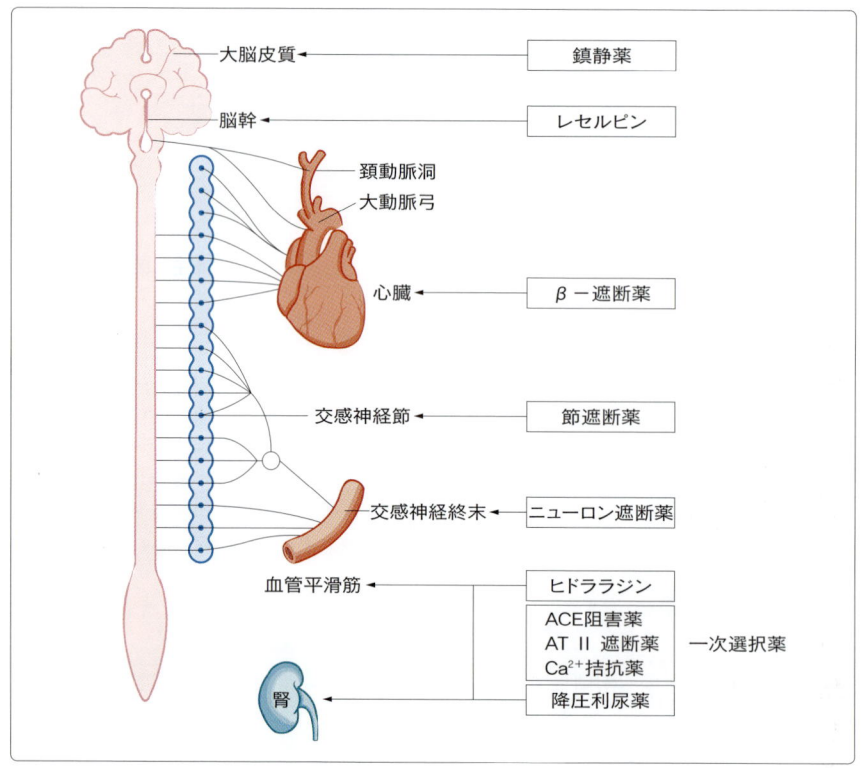

図3-2　高血圧症治療薬の作用部位(大鹿英世ほか：系統看護学講座　専門基礎分野5　疾病のなりたちと回復の促進〈2〉薬理学，医学書院，東京，2005より引用改変)

高血圧症
最大血圧140mmHg以上，最低血圧90mmHg以上の両方，またはどちらか一方を満たすときを高血圧症と定義する．

鎮静薬
ジアゼパム(抗不安薬)の静脈内鎮静法により大脳機能を抑制することで緊張をとり，間接的に交感神経興奮を抑えて，徐々に降圧させる．

レセルピン
ニューロン遮断薬：視床下部から脳幹に至る交感神経中枢を抑制し，さらに自律神経の交感神経にも作用して神経伝達物質のノルアドレナリンを減少させて降圧作用を生じる．

節遮断薬
トリメタファンなどがあり，自律神経節のニコチン受容体を遮断する．血管の交感神経支配を抑制することで血管を拡張させ，降圧させる．

ヒドララジン
降圧作用は血管平滑筋に直接作用して血管を拡張させることによると考えられている．

ACE阻害薬
ACEはアンジオテンシンⅠをアンジオテンシンⅡに変換する酵素である．またブラジキニンを分解するキニナーゼⅡとしての役割も兼ね，ACE阻害薬は昇圧物質産生を抑制すると同時に，降圧物質の分解を抑制して強く降圧反応を生じる薬物である．

☐心室性不整脈
(4)有害作用
☐心不全
☐胃腸障害(悪心)
☐神経症状(頭痛，めまい，眠気)
☐血圧低下

4) 高血圧症治療薬
　血圧を低下させる薬物(図3-2)
(1)種類
☐第一選択薬
　利尿薬，β遮断薬，カルシウム拮抗薬，アンジオテンシン変換酵素(ACE)阻害薬，アンジオテンシン受容体(ATⅡ)遮断薬
☐その他
　レセルピン(ニューロン遮断)，ヒドララジン(血管拡張)，ジアゼパム
(2)薬理作用
☐循環血液量の減少
　利尿薬，ACE阻害薬

- ☐心拍出量の減少
    β遮断薬，カルシウム拮抗薬
- ☐血管拡張作用
    カルシウム拮抗薬，アンジオテンシン受容体遮断薬，ACE阻害薬，ヒドララジン
- ☐交感神経遮断作用
    レセルピン

（3）臨床応用
- ☐降圧薬

（4）有害作用
- ☐起立性低血圧（立ちくらみ）
- ☐低カリウム血症（利尿薬）
- ☐高尿酸血症（利尿薬）

5）狭心症治療薬

心筋の一時的酸素欠乏で生じる狭心症の治療薬．狭心症には心臓のオーバーワークで生じる**労作性狭心症**と，冠血管の収縮で生じる**異型狭心症**がある．治療薬は狭心症の種類により使い分けをする．

（1）種類
- ☐β遮断薬（労作性狭心症）
    プロプラノロール，ピンドロール
- ☐ニトログリセリン（労作性および異型狭心症）
- ☐カルシウム拮抗薬（異型狭心症）
    ニフェジピン，ジルチアゼム

（2）薬理作用
- ☐心機能抑制（心筋の酸素消費を減少：心臓のオーバーワーク抑制）
    β遮断薬
- ☐冠血管拡張（心筋への酸素供給を増加）
    ニトログリセリン，カルシウム拮抗薬

（3）臨床応用
- ☐労作性狭心症の治療
    β遮断薬，ニトログリセリン
- ☐異型狭心症の治療
    ニトログリセリン，カルシウム拮抗薬

（4）有害作用
- ☐心不全（β遮断薬，カルシウム拮抗薬）
- ☐気管支喘息を悪化（β遮断薬）
- ☐神経症状（カルシウム拮抗薬，ニトログリセリン）
- ☐血圧低下

起立性低血圧
低血圧の一種で，急に立ち上がったときに血圧の急激な低下で生じる．ふらつき，立ちくらみ，頭痛，眼前暗黒感，全身のしびれ感を生じる．一時的に重力によって血液が下肢に溜まってしまうことが原因．末梢血管の拡張によりさらに発現しやすくなる．

β遮断薬
交感神経の神経伝達物質であるノルアドレナリン，アドレナリンの受容体であるβ受容体を遮断する薬物．β₁受容体とβ₂受容体のサブタイプがある．交感神経興奮による心機能促進はβ₁受容体が関与している．

ニトログリセリン
ダイナマイトの原料になる硝酸化合物．平滑筋細胞内で一酸化窒素（NO）を遊離し，血管拡張を生じる．

カルシウム拮抗薬
筋収縮にはカルシウムが必要で，血管平滑筋は細胞外からのカルシウム流入によって収縮する．カルシウム拮抗薬は平滑筋細胞膜上のカルシウムチャネル（カルシウムの通路）と結合して，カルシウム流入を阻害することで血管拡張を生じる．

6）動脈硬化防止薬

血管への**コレステロール**沈着，石灰化による硬化（動脈硬化）を予防する薬物

（1）種類

☐コレステロール合成阻害薬
　プラバスタチン，シンバスタチン
☐コレステロール吸収阻害薬
　コレスチミド，コレスチラミン

（2）薬理作用

☐コレステロール合成酵素阻害作用

（3）臨床応用

☐動脈硬化予防
☐高脂血症の治療薬

（4）有害作用

☐腎臓障害

> **コレステロール**
> 悪玉コレステロール（LDL）は動脈硬化の原因物質として考えられている．コレステロールは脂質からコレステロール合成酵素であるヒドロキシメチルグルタリル補酵素A（HMG-CoA）還元酵素により合成され，その選択的阻害薬が動脈硬化予防薬として有望視されている．

7）降圧利尿薬

尿量を増加させ，浮腫の治療や血圧を下げる薬物

（1）分類

☐チアジド系利尿薬
　ヒドロクロロチアジド，トリクロルメチアジド
☐ループ系利尿薬
　フロセミド
☐カリウム保持性系利尿薬
　トリアムテレン，スピロノラクトン
☐炭酸脱水酵素阻害薬
　アセタゾラミド
☐浸透圧性利尿薬
　マンニトール

（2）薬理作用

☐利尿作用（尿量増加による血液循環量の減少）

（3）臨床応用

☐高血圧治療（一次選択薬）
☐浮腫

（4）有害作用（チアジド系，ループ系）

☐低カリウム血症
☐高尿酸血症
☐高血糖値

> **低カリウム血症**
> 血清中のカリウム濃度（3.5mEq/ℓ）が低い状態．症状は高血圧，不整脈，痙攣，麻痺などを生じる．チアジド系およびループ系利尿薬の副作用として，血清中のナトリウムとカリウムの両方を排泄促進するために生じる．

3-2　呼吸器に作用する薬物

アレルギー反応の気道狭窄発作(気管支喘息)や気道内異物刺激によって誘発する過度の排除反射(咳反射)や粘液分泌の異常により粘稠性の痰による呼吸困難を改善する薬物．また，呼吸中枢を直接興奮させる呼吸促進薬について解説する．

1）薬物分類
- ☐ 気管支喘息治療薬
- ☐ 鎮咳薬
- ☐ 去痰薬
- ☐ 呼吸促進薬

2）気管支喘息治療薬
アレルギー反応による気管支平滑筋の収縮，気道分泌の促進，気道粘膜の腫脹で起こる呼吸困難を治療する薬物

(1) 種類(付表3-2参照)
- ☐ 抗アレルギー薬(p.98参照)
  クロモグリク酸，抗ヒスタミン薬(H_1遮断薬)
- ☐ 抗炎症薬(p.94参照)
  ステロイド系(プレドニゾロン，ベタメタゾン)
- ☐ 抗コリン薬
  イプラトロピウム
- ☐ $β_2$作用薬
  サルブタモール
- ☐ テオフィリン

(2) 薬理作用
- ☐ 抗アレルギー作用(抗アレルギー薬)
- ☐ ロイコトリエン類阻害(ステロイド性抗炎症薬)
- ☐ ムスカリン受容体遮断(抗コリン薬)
- ☐ $β_2$受容体刺激作用($β$作用薬)
- ☐ 気管支平滑筋弛緩作用(テオフィリン)

(3) 臨床応用
- ☐ 気管支喘息

(4) 有害作用
- ☐ 抗アレルギー薬(p.99参照)
- ☐ ステロイド性抗炎症薬(p.95参照)
- ☐ 抗コリン薬
- ☐ $β_2$作用薬
- ☐ 痙攣(テオフィリン)
- ☐ 悪心(テオフィリン)

アレルギー反応
外来の異物(抗原)を排除するために働く過剰な免疫反応をいう．
Ⅰ型(即時型アレルギー反応)：IgEが関与
Ⅱ型：IgGが関与
Ⅲ型(アルサス型)：抗原・抗体・補体が結合した免疫複合体関与
Ⅳ型(細胞性免疫)：T細胞が関与

☐胃腸症状（テオフィリン）

3）鎮咳薬
咳中枢を抑制して，咳発作を止める薬物
（1）種類
☐麻薬性鎮咳薬
　コデイン
☐非麻薬性鎮咳薬
　ノスカピン，デキストロメトルファン

非麻薬性鎮咳薬
有害作用が少ない．

（2）薬理作用
☐咳中枢抑制（延髄の咳中枢を抑制）
（3）臨床応用
☐鎮咳
（4）有害作用（麻薬性鎮咳薬の場合）
☐呼吸抑制
☐便秘
☐起立性低血圧
☐口腔内乾燥

4）去痰薬
気道の分泌作用促進または痰の粘着性を低下して排出を容易にする薬物
（1）種類
☐気道分泌促進薬
　ブロムヘキシン，アンブロキソール
☐痰の粘性低下薬
　エチルシステイン，リゾチーム（酵素剤）

去痰薬
有害作用が少ない．

（2）薬理作用
☐気道分泌促進作用
☐タンパク質分解
（3）臨床応用
☐去痰
☐歯槽膿漏症の腫脹の緩解
（4）有害作用
　過敏症，食欲不振，吐き気（ブロムヘキシン，アンブロキソール，エチルシステイン，リゾチーム）

5）呼吸促進薬
中枢抑制薬（全身麻酔薬，催眠薬，鎮痛薬）の薬物中毒による呼吸中枢抑制に対して，呼吸中枢（延髄）を刺激して呼吸運動を回復させる薬物．また，

循環中枢(延髄)を刺激して血圧も上昇させる(蘇生薬として有効).

(1) 種類

☐ ジモルホラミン

☐ 二酸化炭素(CO_2)

☐ 麻薬拮抗薬

　レバロルファン,ナロキソン

(2) 薬理作用

☐ 延髄興奮(ジモルホラミン,二酸化炭素)

☐ オピオイド受容体遮断薬(レバロルファン,ナロキソンン)

(3) 臨床応用

☐ 蘇生薬

(4) 有害作用

☐ 血圧上昇(ジモルホラミン,麻薬拮抗薬)

☐ 頻脈(心拍数増加)(ジモルホラミン,麻薬拮抗薬)

☐ CO_2ナルコーシス(二酸化炭素)

☐ 肺水腫(ナロキソン)

☐ 過敏症(レバロルファン)

CO_2ナルコーシス
血中の二酸化炭素濃度が上昇すると中枢神経全体が麻酔作用を及ぼし,意識障害を生じることをいう.

復習しよう！

1 ジギタリスの臨床応用で正しいのはどれか.
a 降圧
b 徐脈
c 浮腫
d 狭心症

2 β₁作用薬の作用で正しいのはどれか.
a 血管拡張
b 心拍数増加
c 気管支拡張
d 血圧低下

3 高血圧症治療薬の第一選択薬を2つ選べ.
a β遮断薬
b 血管拡張薬
c ニューロン遮断薬
d ACE阻害薬

4 労作性狭心症の治療薬を2つ選べ.
a ニトログリセリン
b カルシウム拮抗薬
c β遮断薬
d α遮断薬

5 β遮断薬の臨床応用で誤っているのはどれか.
a 狭心症治療薬
b 強心薬
c 高血圧症治療薬
d 不整脈治療薬

6 プロバスタチンが用いられる疾患はどれか.
a 高血圧
b 高脂血症
c 高尿酸
d 高血糖

7 鎮咳作用を有するのはどれか.
a テオフィリン
b リン酸コデイン
c ジモルホラミン
d ブロムヘキシン

8 痰の粘稠性を低下させる去痰薬を2つ選べ.
a ブロムヘキシン
b エチルシステイン
c アンブロキソール
d リゾチーム

9 呼吸促進作用を有するのを2つ選べ.
a 二酸化炭素
b モルヒネ
c ジモルホラミン
d ナロキソン

＜解答＞
1：c
2：b
3：aとd
4：aとc
5：b
6：b
7：b
8：bとd
9：aとc

付表3-1　循環器系に作用する薬物

種類		薬物分類	一般名（商品名）
循環器系に作用する薬物	□強心薬	□強心配糖体	□ジギタリス □ジギトキシン □ジゴキシン
		□β-作用薬（β₁, β₂非選択時）	□ドブタミン塩酸塩（ドブトレックス）
	□抗不整脈薬	□局所麻酔薬	□リドカイン塩酸塩（キシロカイン） □プロカインアミド塩酸塩（アミサリン）
		□アルカロイド	□キニジン硫酸塩水和物（硫酸キニジン）
	□高血圧症治療薬 （一次選択薬）	□降圧利尿薬	□チアジド系 　・ヒドロクロロチアジド（ダイクロトライド） 　・トリクロルメチアジド（フルイトラン） □ループ系 　・フロセミド（ラシックス） □カリウム保持性 　・トリアムテレン（トリテレン） 　・スピロノラクトン（アルダクトンA） □炭酸脱水酵素阻害薬 　・アセタゾラミド（ダイアモックス） □浸透圧性 　・マンニトール（マンニゲン）
		□β-遮断薬（β₁, β₂非選択時）	□プロプラノロール塩酸塩（インデラル） □ピンドロール（ブロクリンL） □カルテオロール塩酸塩（オルカロール）
		□カルシウム拮抗薬	□ニフェジピン（アダラート） □ジルチアゼム塩酸塩（ヘルベッサー）
		□アンジオテンシン変換酵素 　阻害薬（ACE阻害薬）	□カプトプリル（カプトリル） □エナラプリルマレイン酸塩（レニベース）
		□アンジオテンシン受容体遮断薬	□ロサルタン（ニューロタン）
	□高血圧症治療薬 （その他）	□ニューロン遮断薬	□レセルピン（アポプロン）
		□節遮断薬	□ヘキサメトニウム
		□血管拡張薬	□ヒドララジン塩酸塩（アプレゾリン）
		□鎮静薬（抗不安薬）	□ジアゼパム（セルシン）
	□狭心症治療薬	□亜硝酸化合物	□ニトログリセリン □亜硝酸アミル
		□β-遮断薬	□プロプラノロール塩酸塩（インデラル）
		□カルシウム拮抗薬	□ニフェジピン（アダラート） □ジルチアゼム塩酸塩（ヘルベッサー）
	□動脈硬化予防薬	□コレステロール合成阻害薬	□プラバスタチンナトリウム（メバロチン） □シンバスタチン（リポバス）
		□コレステロール吸収阻害薬	□コレスチミド（コレバイン） □コレスチラミン（クエストラン）

付表3-2　呼吸器に作用する薬物

種類		薬物分類	一般名(商品名)
呼吸器系に作用する薬物	□気管支喘息治療薬	□気管支拡張薬	□テオフィリン(テオドール)
		□β₂-作用薬	□サルブタモール硫酸塩(サルタノールインヘラー)
		□抗アレルギー薬	□クロモグリク酸ナトリウム(インタール) □抗ヒスタミン薬
		□抗炎症薬	□ステロイド系 ・プレドニゾロン(プレドニン) ・ベタメタゾン(リンデロン)
		□抗コリン薬	□イプラトロピウム臭化物水和物(アトロベント)
	□鎮咳薬	□麻薬性鎮咳薬	□コデインリン酸塩
		□非麻薬性鎮咳薬	□ノスカピン(ナルコチン) □デキストロメトルファン(ハイフスタン)
	□去痰薬	□気道分泌促進薬	□ブロムヘキシン塩酸塩(ビソルボン) □アンブロキソール塩酸塩(ムコソルバン)
		□痰の粘性低下薬	□エチルシステイン塩酸塩(チスタニン) □リゾチーム塩酸塩(アクディーム,ノイチーム)
	□呼吸促進薬	□呼吸中枢興奮薬	□ジモルホラミン(テラプチク) □二酸化炭素
		□麻薬拮抗薬	□レバロルファン酒石酸塩(ロルファン) □ナロキソン塩酸塩(塩酸ナロキソン)

chapter 4 止血薬

学習目標
- ☐ 血液凝固系と線溶系を説明できる．
- ☐ 止血薬を説明できる．
- ☐ 抗凝固薬を説明できる．
- ☐ 血小板凝集抑制薬を説明できる．
- ☐ 血栓溶解薬を説明できる．

4-1 血液凝固系と線溶系

- 血液は凝固とその溶解（線溶）のバランスを保って血管内の流れを維持している．
- バランスが崩れると出血しやすくなる．

☐ **血小板の形態と機能**
①直径 2〜4 μm の細胞片で，骨髄巨核球の一部から剥離し，末梢血中に放出される．
②機能は止血作用である．

☐ **出血の原因**
①血管壁の異常：破れやすく透過性が亢進する．
②血小板の異常：数の減少や機能異常
③血液凝固系の異常
④線溶系の亢進

☐ **血液凝固系と線溶系**（図 4-1）
①血液凝固に関与する因子は15種類知られている（表 4-1）．
②血液凝固因子（Ⅱ，Ⅶ，Ⅸ，Ⅹ）は肝臓でビタミン K 存在下で作られる．

- 血液凝固系の**内因性**（血管内）機序は，損傷を受けた血管内皮組織と血液との接触により，その部分に血小板が集まって粘着して凝集反応が進む（**一次止血血栓**）．さらに，連鎖的に凝固因子が活性化される．
- **外因性**（組織内）**機序**は組織の損傷により血中の第Ⅶ因子が諸因子とともに第Ⅹ因子を活性化する．
- 内因性・外因性凝固機序で活性化した Xa はトロンボプラスチンとなり，プロトロンビンに作用してトロンビンを産生する．トロンビンはフィブリノゲンをフィブリンに転化し血液凝固が完成する（**二次血栓**）．
- フィブリン血栓ができると血管内皮からプラスミノーゲンアクチベーターが産生されてプラスミノーゲンをプラスミンに転化し，フィブリンを溶解する．この現象が**線維素溶解**（線溶）である．この結果，血流回復や組織が修復される．

血液凝固因子
血液凝固に関与する血中，組織中の因子．現在15種類知られている．

chapter 4　止血薬

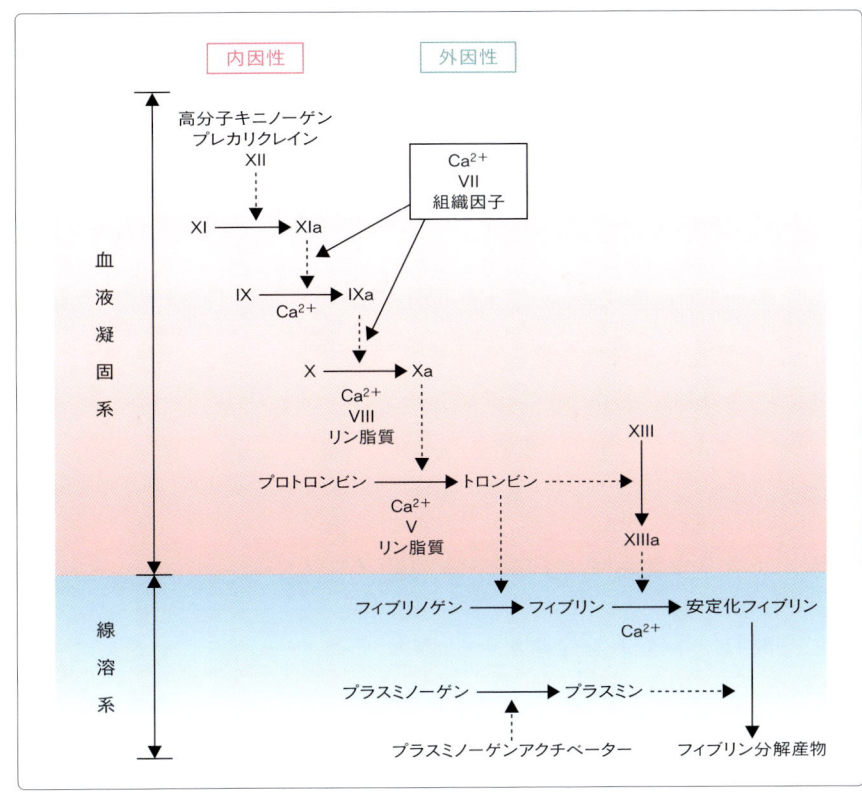

図 4-1　血液凝固系と線溶系

血液凝固系
流動性の血液を凝固させる一連の分子の作用系をいう．血液中の因子由来の内因性凝固機構と，血液以外の要素由来の外因性凝固機構に分けられる．

線溶系
止血機構の最終段階の生理反応で，固まったフィブリン血栓を溶解する作用系をいう．

表 4-1　血液凝固因子

因　子	慣用名
第 I 因子	フィブリノゲン
第 II 因子	プロトロンビン
第 III 因子	組織トロンボプラスチン
第 IV 因子	Ca^{2+}
第 V 因子	不安定因子
第 VI 因子	（欠番）
第 VII 因子	血漿プロトロンビン転化促進因子(SPCA)
第 VIII 因子	抗血友病因子(AHF)
第 IX 因子	クリスマス因子
第 X 因子	スチュワース因子
第 XI 因子	血漿トロンボプラスチン前駆物質(PTA)
第 XII 因子	ハーゲンマン因子
第 XIII 因子	フィブリン安定化因子(FSF)
プレカリクレイン	フレッチャー因子
高分子キニノーゲン	フィッツジェラルド因子

4-2 止血薬

- 血液凝固系を促進あるいは線溶系を抑制して出血を止める目的で用いる．
- 手術中や術後の出血対策や予防に用いる．
- **全身性止血薬**と**局所性止血薬**に分類される（**付表 4-1 参照**）．

1）全身性止血薬

- ☐ **血管壁強化薬**：カルバゾクロム，アドレノクロム，フラボノイド，ビタミンC（アスコルビン酸）
- 毛細血管の透過性を抑制し，血管壁の抵抗性を増大させる．
- ☐ **血液凝固促進薬**：トロンビン（静注は禁忌），トロンボプラスチン，フィブリノゲン，ビタミンK製剤，カルシウム製剤，血液凝固第Ⅶ・Ⅷ・Ⅸ・ⅩⅢ因子製剤
- 血液凝固系に作用して血液凝固を促進させる．
- ☐ **抗線溶薬（抗プラスミン薬）**：トラネキサム酸，イプシロンアミノカプロン酸
- 線溶系のプラスミン活性を抑制し，凝固系を促進させる．
- ☐ **血液・血液成分**：新鮮血輸血，血小板輸血
- 血小板や凝固因子を全体的に補給するために用いる．

> **全身性止血薬**
> 全身投与で用いる止血薬．血管壁強化薬，血液凝固促進薬，抗プラスミン薬が属する．

2）局所性止血薬

- ☐ **物理的凝固促進薬**：ゼラチン，酸化セルロース，アルギン酸ナトリウム
- 粘性の被膜を形成し，創傷部をふさいで止血効果を発揮する．
- ☐ **血管収縮薬**：アドレナリン
- 末梢血管の収縮作用により止血効果を発揮する．
- ☐ **タンパク質凝固薬**：塩化第二鉄，タンニン酸，ミョウバン
- 血液のタンパク質を凝固沈澱させ，創傷部を緊縮させて止血効果を発揮する．
- ☐ **その他**：トロンビン
- 出血局所に塗布する．
- 抜歯窩にデンタルコーンとして用いる．

> **局所性止血薬**
> 局所投与で用いる止血薬．全身的には用いない．

4-3 抗凝固薬

- 止血薬とは逆に血液凝固を抑制する目的で用いる（**付表 4-1 参照**）．

1）ワルファリン

- ビタミンK依存性の血液凝固因子（Ⅱ，Ⅶ，Ⅸ，Ⅹ）の肝臓における合成を阻害する．
- 合成阻害に時間がかかるので作用発現は遅いが，持続時間は長い．
- 経口投与

- 血栓症，塞栓症の予防と治療に用いる．
- 非ステロイド性抗炎症薬などと血中でタンパク質（アルブミンなど）との結合競合が生じ，遊離型薬物濃度が上昇し作用が増強する．
- ビタミンKが拮抗する．そのため，ビタミンKを多く含む食物（納豆など）の摂取により作用が減弱する．

2）ヘパリン
- 生体内で産生される多糖類硫酸エステルである．
- アンチトロンビンIIIに結合し，トロンビンの酵素活性を阻害する．
- 静脈内投与
- 作用発現は速い（速効性）が，持続時間は短い．
- 心臓手術などの血液体外循環，**播種性血管内凝固症候群（DIC）** などの治療に用いる．

3）その他：ダルテパリン，パルナパリン，レビパリン

4-4　血小板凝集抑制薬（抗血小板薬）
- 血栓形成を阻止するために用いる．

1）チクロピジン
- 血小板のアデニル酸シクラーゼ活性を増強し，血小板内cAMP産生を高め血小板凝集能を抑制する．
- 血管手術，血液体外循環に伴う血栓・塞栓の治療や血液障害の改善などに用いる．

2）アスピリン
- プロスタグランジン合成を阻害する．
- 少量の投与（1日100mg以下）で血小板凝集を阻害する．大量投与では逆に血小板凝集を亢進する．
- 一過性脳虚血発作，脳梗塞，心筋梗塞，狭心症などの疾患における血栓・塞栓形成の抑制，予防に用いる．

3）その他
- サルポグレラート（血小板セロトニン受容体拮抗薬），プロスタグランジン（PGI$_2$）製剤

4-5　血栓溶解薬
- 血栓フィブリンの溶解を促進する．

血栓症
血栓（血液の凝固塊）によって血管が閉塞した状態．冠状動脈の血栓は心筋梗塞，脳動脈の血栓は脳梗塞の原因となる．

塞栓症
脈管（血管またはリンパ管）内で発生した，あるいは外部から脈管内に流入した種々の遊離片によってその内腔が閉塞された循環障害を呈する症状

播種性血管内凝固症候群（DIC）
何らかの原因により，極端な血液凝固性亢進状態を生じ，全身の主として細小血管内に血栓が多発する凝固障害を呈する症候群

1）ウロキナーゼ

- 尿中から見いだされたプラスミノーゲンアクチベーターである．
- プラスミノーゲンに作用して，プラスミンに転化し，フィブリンを溶解する．
- 心筋梗塞，脳血栓症の初期治療に用いる．
- 血液中でプラスミン活性を高めるため出血などの副作用がある．

2）組織型プラスミノーゲンアクチベーター(tPA)

- **遺伝子組換え操作**で作られる．
- 血栓場所で，プラスミノーゲンをプラスミンに転化し，フィブリンに直接作用するので安全性が高い．
- チソキナーゼ，アルテプラーゼ

3）ストレプトキナーゼ

- 細菌(溶連菌)で産生される酵素である．
- 欧米で冠動脈血栓に用いられているが，日本では市販されていない．

遺伝子組み換え操作
遺伝子を人工的に操作して，新しい型の遺伝形質の組合せを造りだす技術．植物や動物などに他の遺伝子を組み入れ，有用なタンパク質を発現させることなどに応用されている．

復習しよう！

1 止血作用を示すのはどれか．
a ヘパリン
b プラスミン
c トロンビン
d ワルファリン

2 局所に適用される止血薬はどれか．
a ビタミンK
b フィブリノゲン
c アスコルビン酸
d 酸化セルロース

3 血栓溶解薬はどれか．
a ヘパリン
b トロンビン
c ワルファリン
d ウロキナーゼ

＜解答＞
1：c
2：d
3：d

付表 4-1　止血薬と抗凝固薬の種類

種類	一般名	商品名	特徴・副作用
全身性止血薬	☐トロンビン	献血トロンビン(経口・外用)末，経口用トロンビン細，トロンビン末	☐フィブリノゲンに直接作用してフィブリンに転化する． ☐静脈，皮下，筋肉注射はしない． ☐ショック，過敏症
	☐乾燥人フィブリノゲン	フィブリノゲンHT注	☐血中フィブリノゲン濃度を高め出血を阻止する． ☐アナフィラキシーショック，血栓塞栓症，過敏症
	☐カルバゾクロムスルホン酸ナトリウム水和物	アドナ錠／散／注	☐毛細血管に作用して，血管透過性を抑制し，血管抵抗値を増強する． ☐ショック，過敏症
	☐アドレノクロムモノアミノグアニジンメシル酸塩水和物	S・アドクノン錠	☐皮膚毛細血管抵抗増強作用，毛細血管透過性抑制作用を発揮する． ☐過敏症
	☐ビタミンK製剤[フィトナジオン(K_1製剤)，メナテトレノン(K_2製剤)]	カチーフN錠／散，ケーワン錠／カプセル，ケイツーカプセル／シロップ／静注	☐血液凝固因子(Ⅱ，Ⅶ，Ⅸ，Ⅹ)の生成を促進する． ☐ショック，過敏症
	☐トラネキサム酸	トランサミン錠／カプセル／散／シロップ／注	☐プラスミンやプラスミノーゲンがフィブリンに結合するのを阻害する． ☐ショック，過敏症
局所性止血薬	☐アルギン酸ナトリウム	アルト外用末	☐フィブリン形成促進作用，血小板粘着・凝集促進作用，抗線溶活性を発揮する． ☐創面に散布し，ガーゼまたは脱脂綿で短時間押さえる．
	☐ゼラチン	スポンゼル，ゼルフィルム，ゼルフォーム	☐創傷の表面に強く付着し，フィブリンと同等の止血効果を発揮する． ☐感染，膿瘍，血腫，体液の被包化など
	☐酸化セルロース	サージセル・アブソーバブル・ヘモスタット	☐血液に接触すると膨張し，粘着性の塊となり，出血表面に密着して止血効果を発揮する． ☐発疹，皮膚炎，刺激痛，焼けつくような痛み
抗凝固薬	☐ワルファリンカリウム	ワーファリン錠，ワルファリンカリウム錠	☐肝臓におけるビタミンK依存性血液凝固因子の生合成を抑制する． ☐出血，皮膚壊死，肝機能障害，黄疸，過敏症
	☐ヘパリンナトリウム，ヘパリンカルシウム	ノボ・ヘパリン注，ヘパリンナトリウム注，カプロシン皮下注／注	☐アンチトロンビンⅢと結合し，血液凝固因子の活性を阻害する． ☐ショック，出血，血小板減少，過敏症

chapter 5 抗炎症薬

学習目標
- ☐ 抗炎症薬を作用機序から分類できる．
- ☐ 抗炎症薬の薬理作用を説明できる．
- ☐ 抗炎症薬の臨床応用を説明できる．
- ☐ 抗炎症薬の有害作用を説明できる．
- ☐ 抗ヒスタミン薬の分類ができる．
- ☐ 抗ヒスタミン薬の薬理作用を説明できる．
- ☐ 抗ヒスタミン薬の臨床応用を説明できる．
- ☐ 抗ヒスタミン薬の有害作用を説明できる．

炎症反応：
　生体防御機構の非特異的免疫反応であり，異物排除と警告信号として発現する．

＜炎症の5大徴候＞
- ☐ 発赤
- ☐ 腫脹
- ☐ 疼痛
- ☐ 発熱
- ☐ 機能障害

＜炎症の経過＞

①血管透過性の亢進
　肥満細胞が有害刺激を受けることで**ケミカルメディエーター**である**ヒスタミン**や**プロスタグランジン類**(PGs)を遊離する．ヒスタミンやPGsの血管拡張作用で充血が起こり(発赤)，続いて，毛細血管の細胞間隙から血漿成分の透過性が促進する(腫脹)．

②白血球遊走
　炎症部位に存在する異物，破壊された細胞の残骸を処理するため，血管から白血球の仲間で貪食細胞の好中球(ミクロファージ)や大食細胞(マクロファージ)が誘引されて抜け出てくる(走化性)．

③細胞増殖
　修復過程で破壊され，欠損した細胞を補うため細胞増殖する過程である．

ケミカルメディエーター
炎症反応やアレルギー反応に関与する生体内の化学伝達物質

5-1 ステロイド性抗炎症薬（SAIDs：セイド）

1）薬物分類（付表5-1参照）

☐ **副腎皮質ステロイド**
　コルチゾン，ヒドロコルチゾン

☐ **合成ステロイド**
　プレドニゾロン，デキサメタゾン，トリアムシノロン

2）薬理作用
- [ ] 抗炎症作用
- [ ] 抗アレルギー作用（免疫抑制）
- [ ] 副腎皮質ホルモン遊離阻害
- [ ] 抗腫脹作用
- [ ] タンパク質分解促進作用

3）臨床応用
- [ ] 炎症
- [ ] アレルギー疾患
- [ ] ネフローゼ症候群
- [ ] 自己免疫疾患
- [ ] 急性白血病
- [ ] 副腎皮質機能低下（アジソン病）

4）有害作用
- [ ] 顔面の円形化（ムーンフェイス）
- [ ] 消化性潰瘍
- [ ] 感染症の誘発
- [ ] 抑うつ
- [ ] 副腎皮質機能障害
- [ ] 骨多孔症
- [ ] 緑内障
- [ ] 皮膚炎
- [ ] 肥満
- [ ] 浮腫

5）作用機序

　ステロイド性抗炎症薬は細胞膜を通過して細胞内の受容体と結合し，DNA遺伝情報の転写，翻訳を活性化し，**リポコルチン**というタンパク質の合成を促進する．リポコルチンは細胞膜にある**ホスホリパーゼA_2**（PLA_2）の働きを阻害することで炎症時に細胞膜の主成分であるリン脂質からの**アラキドン酸**の産生を抑制する．アラキドン酸は炎症反応に関与するケミカルメディエーターであるプロスタグランジン類やロイコトリエン類（白血球遊走や気管支喘息の原因物質）の基質であるため，ステロイド性抗炎症薬は強力な抗炎症効果を現す．

　アラキドン酸カスケードとは「滝」の意味である．有害刺激によって細胞膜のリン脂質から細胞内に遊離された少量のアラキドン酸をもとに，大量のケミカルメディエーターであるプロスタグランジン類やロイコトリエン

ネフローゼ症候群
腎臓の中の糸球体で血液はろ過され老廃物が取り除かれる．この糸球体に障害が起こり，多量のタンパク質が漏れて血液中のタンパクが減少し，むくみなどの症状を呈する．糖尿病，自己免疫疾患，ウイルス感染，アレルギー反応が障害の原因と考えられている．

アジソン病
副腎結核や自己免疫により生じる副腎皮質機能低下症．①色黒，②倦怠感，③脱力感，④体重減少，⑤胃腸症状（食欲不振，便秘，下痢），⑥低血圧，⑦低血糖，⑧精神症状（不安，集中力の低下など）などの症状がある．

ムーンフェイス
満月様顔貌ともいい，ステロイド薬の長期間大量使用や副腎皮質ホルモンの糖質コルチコイドの過剰分泌（クッシング症候群）により，顔面の脂肪沈着により丸顔となった症状をいう．

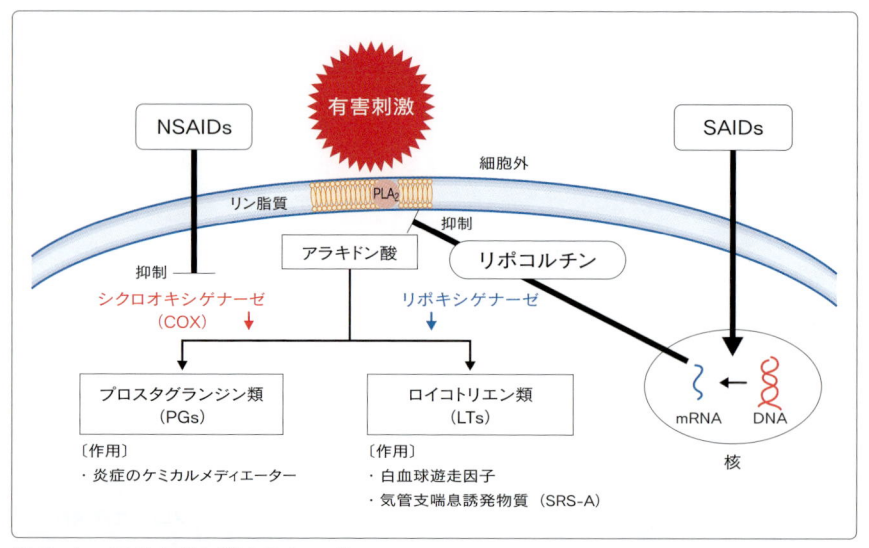

図 5-1　アラキドン酸カスケード

類が連鎖反応的に産生されていく様子があたかも滝の流れに例えられるところから名付けられた(図 5-1).

5-2　非ステロイド性抗炎症薬(NSAIDs：エヌセイド)

1) 薬物分類(付表 5-1 参照)

☐ 酸性型 NSAIDs
　アスピリン，インドメタシン，メフェナム酸，ジクロフェナック，イブプロフェン，ロキソプロフェン，ピロキシカム

☐ 塩基性型 NSAIDs
　メピリゾール，エモルファゾン，チアラミド

2) 薬理作用

☐ 抗炎症作用
☐ 解熱作用
☐ 鎮痛作用

3) 臨床応用

☐ 頭痛
☐ 歯痛
☐ 神経痛
☐ 筋肉痛
☐ 慢性関節リウマチ関節痛

アスピリンの薬理作用
①抗炎症作用
②解熱作用
③鎮痛作用
④抗血小板作用
⑤尿酸排出促進作用

アスピリンは炎症のケミカルメディエーターであるプロスタグランジン E_2 の生合成を阻害するとともに，プロスタグランジン類であるトロンボキサン A_2 (TX A_2)の生合成も強く抑制して抗血小板作用を生じる．心筋梗塞や脳梗塞の血栓症予防に使用される．

4）有害作用

〔酸性型 NSAIDs〕
- ☐ 胃腸障害
- ☐ ショック
- ☐ 過敏症
- ☐ 肝障害
- ☐ 血液障害
- ☐ 浮腫

〔塩基性型 NSAIDs〕
- ☐ 過敏症
- ☐ 口内炎
- ☐ 食欲不振
- ☐ めまい
- ☐ 浮腫

5）作用機序

〔酸性型 NSAIDs〕

有害刺激により細胞膜から細胞内遊離されたアラキドン酸からプロスタグランジン（PG）類を産生する酵素**シクロオキシゲナーゼ（COX）を阻害して，PG 類産生が抑制される**．とくに炎症に関わりの深いケミカルメディエーターであるプロスタグランジンは PGE_2（発熱，痛みの増幅，血管拡張，血管透過性亢進）で，この PGE_2 産生の抑制が酸性型 NSAIDs の抗炎症効果をもたらしている．

〔塩基性型 NSAIDs〕

塩基性 NSAIDs には COX 阻害による PG 類産生抑制作用はない．したがって，酸性性 NSAIDs より抗炎症作用は弱い．作用メカニズムは①炎症性ケミカルメディエーターの拮抗，②血管透過性の抑制，③白血球遊走の抑制などが抗炎症効果に関与する．酸性型 NSAIDs の過敏反応が現れたときにはこの薬物に切り替えられる．

5-3 抗ヒスタミン薬

ヒスタミン：

ヒスタミンは炎症反応やアレルギー反応に関与するケミカルメディエーターである．炎症反応時の発赤，腫脹，アレルギー疾患の喘息，アレルギー性鼻炎，蕁麻疹，湿疹などに関与する．ヒスタミンは**肥満細胞**の破壊や肥満細胞の細胞膜上にある免疫グロブリン（抗体）とアレルゲン（抗原）が結合することにより，肥満細胞から放出（**脱顆粒**）される．炎症反応やアレルギー疾患はヒスタミンの初期における血管反応（血管透過性の亢進，血管拡張，腫脹）に関与している（図 5-2）．

シクロオキシゲナーゼ
COX-1 は生理機能として胃や血管の恒常性を調節する酵素
COX-2 は炎症などの病態に関与する酵素（炎症性 COX とも呼ぶ）
酸性型 NSAIDs は COX-1 および COX-2 の両方を阻害するため，胃の防御に関与する PG までが生合成を抑制されて，胃腸障害を生じる．近年，COX-2 選択性阻害薬のセレコキシブ（セレコックス）などが開発され，副作用の少ない NSAIDs として期待される．
また，脳内で痛みに関与する COX-3 の存在が明らかにされ，アセトアミノフェンなどのアニリン系がこの COX-3 を特異的に阻害することで解熱鎮痛効果に関与する可能性が示された．

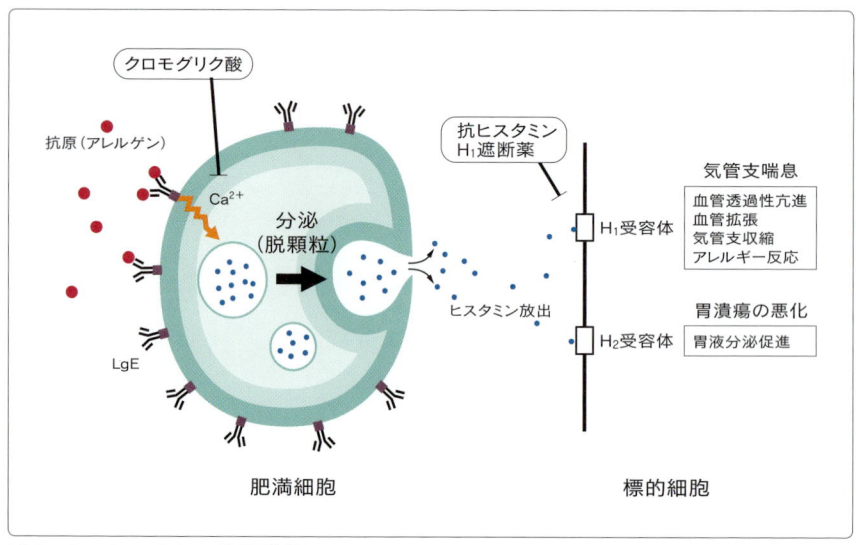

図 5-2　ヒスタミン分泌機構

肥満細胞
粘膜下組織や結合組織などに存在する造血幹細胞由来の細胞でマスト細胞ともいう．IgE（抗体）を介したⅠ型アレルギー反応で中心的役割を担う．

標的細胞
ケミカルメディエーターやホルモンに対する受容体を持つ細胞のみがそのケミカルメディエーターやホルモンに応答することができる．ケミカルメディエーターやホルモンが作用する細胞をいう．

ヒスタミン受容体：
　ヒスタミン受容体にはH₁受容体とH₂受容体の2種類のサブタイプがあり，炎症反応やアレルギー疾患の血管反応に関与するのはH₁受容体である．H₂受容体は壁細胞に存在し，胃液分泌に関与している．したがって，アレルギー疾患に用いられる抗ヒスタミン薬はH₁受容体遮断薬を指し，H₂受容体遮断薬は胃潰瘍の治療薬として用いられる．

ヒスタミン受容体機能：
〔H₁受容体〕
☐毛細血管の透過性促進→蕁麻疹，湿疹，皮膚炎
☐血管拡張→ショック症状（血圧低下）
☐気管支収縮→呼吸困難，喘息
〔H₂受容体〕
☐胃液分泌促進→胃潰瘍（分泌過剰）

1）薬物分類

　抗ヒスタミン薬には古いタイプの第一世代抗ヒスタミンと新しいタイプの第二世代抗ヒスタミン薬に分類できる．第一世代抗ヒスタミン薬の副作用には，眠気などの中枢神経抑制作用や口渇などの抗コリン作用を生じるものが多いが，第二世代抗ヒスタミン薬はアレルギー反応を選択的に抑制し，中枢神経抑制作用や抗コリン作用の副作用が少ない薬物である（**付表5-2参照**）．

〔H₁受容体遮断薬（抗アレルギー薬）〕
- ジフェンヒドラミン
- クロルフェニラミン
- ジメンヒドリナート

〔H₂受容体遮断薬（抗胃潰瘍治療薬）〕
- シメチジン
- ラチニン

2）薬理作用
〔H₁受容体遮断薬〕
- 抗アレルギー作用
- 中枢神経抑制

〔H₂受容体遮断薬〕
- 胃酸分泌抑制

3）臨床応用
〔H₁受容体遮断薬〕
- 抗アレルギー作用
- 乗り物酔いの防止
- 抗不安薬
- ショック防止薬

〔H₂受容体遮断薬〕
- 胃潰瘍治療

4）有害作用
〔H₁受容体遮断薬〕
- 眠気
- ショック
- 口渇
- 頭痛
- 痙攣（新生児）

〔H₂受容体遮断薬〕
- 併用薬物の増強（薬物代謝酵素の抑制）
- 抗アンドロゲン作用

抗アレルギー薬
抗ヒスタミン以外の抗アレルギー薬に，クロモグリク酸（インタール）がある．肥満細胞からのヒスタミン遊離（脱顆粒）を抑制することにより，アレルギー反応を抑える．

抗アンドロゲン作用
男性ホルモンであるアンドロゲンの受容体を遮断することにより，アンドロゲンの作用を抑制することをいう．抗アンドロゲン作用の症状として性欲の減退，脱毛，勃起障害，女性化乳房などが生じる．

付表 5-1　抗炎症薬の代表的な薬物

種類		一般名(商品名)	特徴
非ステロイド性抗炎症薬 NSAIDs	☐サリチル酸	☐サリチル酸ナトリウム(サルソニン) ☐アスピリン(アスピリン, セルボン) ☐アスピリン・ダイアルミネート配合(バファリン)	☐少量で抗血小板作用と鎮痛作用(100mgを1日1回経口服用) ☐血糖値の低下 ☐胃障害あり
	☐アリール酢酸	☐インドメタシン(インダシン) ☐ジクロフェナクナトリウム(ボルタレン) ☐スリンダク(クリノリル) ☐ナブメトン(レリフェン) ☐プログルメタシンマレイン酸塩(ミリダシン)	☐ジクロフェナク：成人：成人(1回25mg, 1日3回経口服用) ☐プロドラッグ(スリンダク, フェンブフェン, プログルメタシン)は胃障害が少ない.
	☐プロピオン酸	☐イブプロフェン(ブルフェン) ☐ロキソプロフェンナトリウム水和物(ロキソニン) ☐チアプロフェン酸(スルガム) ☐ケトプロフェン(カピステン) ☐オキサプロジン(アルボ, アクチリン) ☐ザルトプロフェン(ペオン, ソレトン)	☐胃障害が少ない. ☐ロキソプロフェン：成人(1回60mg, 1日3回経口服用)
	☐フェナム酸	☐メフェナム酸(ポンタール) ☐フルフェナム酸アルミニウム(オパイリン)	☐メフェナム酸：成人(1回500mg, その後6時間ごとに1回250mgを経口服用) ☐作用が比較的強い. ☐副作用に下痢.
	☐ピラゾロン	☐ケトフェニルブタゾン(ケタゾン) ☐オキシフェンブタゾン	☐半減期が長い. ☐副作用が多い
	☐オキシカム	☐ピロキシカム(フェルデン, バキソ) ☐テノキシカム(チルコチル) ☐アンピロキシカム(フルカム)	☐半減期が長いので老人に注意.
	☐塩基性 NSAIDs	☐エピリゾール(メブロン) ☐チアラミド塩酸塩(ソランタール) ☐エモルファゾン(ペントイル)	☐効果は弱い.
解熱性鎮痛薬	☐アニリン系	☐アセトアミノフェン(カロナール, アンヒバ, アルピニー) ☐メシル酸ジメトチアジン(ミグリステン)	☐アセトアミノフェンは末梢性鎮痛作用と解熱作用はアスピリンに匹敵するが, 胃腸障害を起こさないので使用しやすい. 成人(1回300〜500mg) ☐抗炎症作用は弱いか, ない.
ステロイド性抗炎症薬	☐副腎皮質ホルモン(天然ステロイド)	☐ヒドロコルチゾン(コートリル)	☐力価：1 ☐短時間作用型
	☐合成ステロイド	☐プレドニゾロン(プレドニン) ☐トリアムシノロン(レダコート)	☐力価：4〜5 ☐中時間作用型
		☐デキサメタゾン(デカドロン) ☐ベタメタゾン(リンデロン)	☐力価：25 ☐長時間作用型

付表5-2 抗ヒスタミン薬の代表的な薬物

種類	一般名（商品名）	特徴
第一世代抗ヒスタミン薬 — □ H₁受容体遮断薬（抗アレルギー薬）	□ ジフェンヒドラミン塩酸塩（レスタミン） □ クロルフェニラミンマレイン酸塩（ポララミン） □ ジメンヒドリナート（ドラマミン） □ プロメタジン（ピレチア，ピペルナ）	□ ジフェンヒドラミン：成人（1回30〜50mgを1日2〜3回経口服用）
第一世代抗ヒスタミン薬 — □ H₂受容体遮断薬（胃潰瘍治療薬）	□ シメチジン（タガメット） □ ラニチジン塩酸塩（ザンタック） □ ファモチジン（ガスター10）	□ シメチジン：成人（1日800mgを2回経口投与） □ 薬物代謝酵素阻害
第二世代抗ヒスタミン薬 — □ H₁受容体遮断薬（抗アレルギー薬）	□ ケトチフェンフマル酸塩（ザジテン） □ フェキソフェナジン塩酸塩（アレグラ） □ アゼラスチン塩酸塩（アゼプチン） □ オキサトミド（セルテクト） □ エピナスチン塩酸塩（アレジオン） □ エバスチン（エパステル）	□ ケトチフェン：成人（1回1mgを1日2回，朝食後および就寝前に経口服用） □ 臨床応用：蕁麻疹や湿疹や気管支喘息，皮膚掻痒症，皮膚炎 □ 有害作用：痙攣，興奮，肝臓障害，過敏症，頭痛

復習しよう！

1 炎症のケミカルメディエーターを2つ選べ．
a プロスタグランジン
b ヒスタミン
c カルシトニン
d ノルアドレナリン

2 ステロイド性抗炎症薬を2つ選べ．
a イブプロフェン
b ヒドロコルチゾン
c プレドニゾロン
d ジフェンヒドラミン

3 ステロイド系抗炎症薬の副作用を2つ選べ．
a アレルギー
b 骨粗鬆症
c 易感染
d 喘息

4 非ステロイド性抗炎症薬はどれか．
a デキサメサゾン
b プレドニゾロン
c トリアムシノロン
d サリチル酸

5 アスピリンの臨床応用で誤っているのはどれか．
a 血栓症の防止
b 炎症抑制
c 気管支喘息
d 鎮痛

6 酸性型非ステロイド性抗炎症薬が阻害するのはどれか．
a シクロオキシゲナーゼ
b オピオイド受容体
c リポキシゲナーゼ
d コリンエステラーゼ

7 塩基型非ステロイド性抗炎症薬はどれか．
a インドメタシン
b メフェナム酸
c チアラミド
d アセトアミノフェン

8 抗アレルギー薬を2つ選べ．
a シメチジン
b クロモグリク酸
c クロルフェニラミン
d ジクロフェナック

9 抗ヒスタミン薬の副作用で誤っているのはどれか．
a ショック
b 口渇
c 嘔吐
d 眠気

＜解答＞
1：aとb
2：bとc
3：bとc
4：d
5：c
6：a
7：c
8：bとc
9：c

chapter 6 病原微生物に対する薬物

学習目標
- □消毒作用に影響する因子を説明できる．
- □消毒薬の化学的性状から分類できる．
- □消毒薬の作用機序を説明できる．
- □消毒薬の歯科臨床応用を説明できる．
- □抗菌薬に関する重要用語を説明できる．
- □抗菌薬を作用機序から分類できる．
- □抗菌薬の作用機序を説明できる．
- □抗菌薬の歯科臨床応用と有害作用を説明できる．

6-1 消毒薬

消毒作用とは：
　消毒薬は，有害な微生物の数を減少させたり，殺滅させたりする目的で使用する．生体や器具機械などに用いるが，生体に使用する場合は毒性が強いために主として局所に使用する*．ほとんど微生物を選ばず作用し，静菌作用よりも殺菌作用を示す．

□**静菌作用**
　病原微生物に対して，増殖を阻止する．

□**殺菌作用**
　病原微生物を殺滅する．

* 消毒液は一般に細胞毒となるものが多い．

1）消毒作用の強さ

　消毒薬の効力は，一般にフェノール係数を用いて表される．フェノール係数とは，フェノールの殺菌力を基準として（フェノールを1とする），消毒薬の効力を比較する数値．黄色ブドウ球菌やチフス菌を用いて，比較したい消毒薬とフェノールの希釈液を変えて与え，5分間では死滅しないが10分間では死滅する消毒薬とフェノールの最高希釈倍率の比によって示される．ただし，作用温度などの因子に影響され，菌種が違うと値も変わる（表6-1）．

表6-1　各種消毒薬のフェノール係数

薬剤名	フェノール係数
□フェノール	1.0
□エタノール	0.04
□ヨウ素	200.0
□塩素	225.0
□過酸化水素	0.01

(山本　巌ほか編：歯科薬理学，医歯薬出版，東京：1971より抜粋)

2）消毒作用に影響する因子

消毒薬の効果は微生物の種類，使用濃度，作用温度，pH，有機物の存在などによって影響を受ける．

☐微生物の種類

消毒薬は多くの微生物に殺菌作用を示すが，種類によって有効でない場合もある．また，芽胞，カビ，酵母，ウイルスなどにも使用できるものは限られる．対象とする病原微生物に適した消毒薬を選択し，また2種類以上を併用するなどの対策も必要となる場合もある．

☐使用濃度

一般に，濃度が高いほど消毒効力は強くなるが，アルコール類は90％を超えるとタンパク凝固作用や脱水作用によって菌体への浸透性が悪くなるとされる．また，濃度上昇につれて生体への毒性も強くなり，**腐蝕作用**が出てくる薬物もあるので適正な濃度で使用する（付表6-1参照）．

腐蝕作用
組織が破壊され，壊死が組織深部まで及ぶ．

☐作用温度

一般に温度が高いほど，消毒効果は強くなるため，消毒時間を短縮することもできる．

☐pH

作用環境の酸性・アルカリ性の程度によって消毒効果は影響を受ける場合がある．たとえば，次亜塩素酸ナトリウムの殺菌力はpH5付近でもっとも強く，安全に使用できる（pH4以下では塩素ガスが出てくる）．一方，弱酸性の陽性石けんを，弱アルカリ性の普通石けんと一緒に使用すると中和され，陽性石けんの殺菌作用が低下する（化学的拮抗作用）．

pH
酸・アルカリの程度を示すもの．pH7が中性．これより小さければ酸性，大きければアルカリ性

☐有機物の存在

一般に，血液や膿などの有機物が存在するとそれらと結合したりするため，殺菌力は低下するので，使用量を増やす必要がある．

3）薬物分類（表6-2）

☐重金属類

硝酸銀，フッ化ジアンミン銀，塩化亜鉛

☐酸化剤

オキシドール，過マンガン酸カリウム

☐ハロゲン（ヨウ素，塩素）化合物

ヨードチンキ，ポビドンヨード，ヨードグリセリン，次亜塩素酸ナトリウム，クロルヘキシジン

☐アルコール類

エタノール，イソプロパノール

☐アルデヒド類

ホルマリン，パラホルムアルデヒド，グルタラール

重金属
比重が4以上の金属

表6-2 消毒薬の抗菌スペクトル

		一般細菌	結核菌	緑膿菌	真菌	エイズウイルス	肝炎ウイルス	芽胞
□酸化剤	□オキシドール	○	×	○	○	○	×	△
□ハロゲン化合物	□次亜塩素酸ナトリウム	○	△	○	○	○	○	△
	□クロルヘキシジン	○	×	○	△	×	×	×
	□ヨードチンキ	○	○	○	○	○	−	△
	□ポビドンヨード	○	○	○	○	○	○	△
□アルコール類	□エタノール □イソプロパノール	○	○	○	○	○	○	×
□アルデヒド類	□ホルマリン	○	○	○	○	○	○	△
	□グルタラール	○	○	○	○	○	○	○
□フェノール類	□フェノール □クレゾール石けん液	○	○	○	△	×	×	×
□界面活性剤	□ベンザルコニウム塩化物 □ベンゼトニウム塩化物	○	×	○	△	×	×	×
□色素類	□アクリノール	○	×	△	×	−	−	×

○有効　△効果が弱い場合もある　×無効　−効果が確認されていない

□フェノール類
　フェノール，クレゾール

□界面活性剤
　陽性石けん(ベンザルコニウム塩化物，ベンゼトニウム塩化物)，普通石けん

□精油類
　ユージノール，チモール，カンフル，メントール

□色素類
　アクリノール水和物

4）作用機序

（1）タンパク質の変性

　菌体タンパクと結合して構造を変えたり(凝固)，**ペプチド結合**を切断したり(溶解)して微生物を死滅させる．酸・アルカリ類，重金属類，フェノール，アルデヒド類など．

（2）細胞膜機能破壊・透過性の変化

　油性薬物(水に不溶か難溶)のクレゾール，ユージノールなどは，細胞膜に浸透して膜機能を変化させて微生物を破壊．

ペプチド結合
タンパク質はアミノ酸がアミド結合でつながっている．このアミノ酸同士の結合をいう．

(3) 酸化作用
　酸化剤やハロゲン化合物などは，菌体タンパクを酸化して微生物を破壊.
(4) 酵素阻害作用
　微量の重金属類は，金属イオンが必須酵素を含む多くの酵素タンパクのSH基やNH₂基などに結合して活性を失わせ，菌の生活機能を奪って静菌作用を示す（微量有効作用）.

> **微量有効作用**
> 水銀＞銀＞銅＞金＞コバルト＞鉛＞鉄＞アルミニウム＞亜鉛の順で作用が強い．金属イオンとなって作用する．

5) 歯科臨床応用
☐ 手指消毒
☐ 創傷，粘膜消毒
☐ 器具消毒
☐ 歯内療法

6) 有害作用
☐ 腐蝕作用による組織傷害

6-2 抗菌薬

重要用語：
(1) 選択毒性
　生体と病原微生物の違いを利用して，生体に対する毒性が少なく，病原微生物に対して選択的に毒性が高い作用機序を持つ薬物が使用される（図6-1）．
(2) 原因療法
　抗菌薬のように，病因となっている病原微生物を直接除去することで症状を抑えることをいう．これに対して，抗炎症薬のように，単に症状を抑えるための療法を対症療法という．
(3) 抗菌スペクトル
　抗菌薬が増殖阻止作用を示す（感受性を示す）微生物の範囲のことである．疾病に応じた抗菌薬選択の重要な基準となっている．グラム陽性菌とグラム陰性球菌にしか作用しない抗菌薬は抗菌スペクトルが狭い，つまり狭域

> **抗菌スペクトル**
> 抗菌スペクトルが狭いと，よく効く微生物が限られる．広いと菌交代症を起こしやすい．

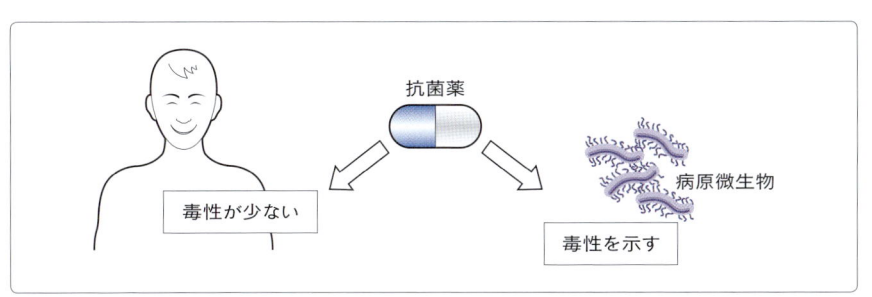

図6-1　選択毒性

表6-3 抗菌スペクトルに基づく抗菌薬の分類

□狭域性抗菌薬	ベンジルペニシリン，リンコマイシン系
□広域性抗菌薬	β-ラクタム系，アミノグリコシド系
□広範囲抗菌薬	テトラサイクリン系，クロラムフェニコール系，マクロライド系

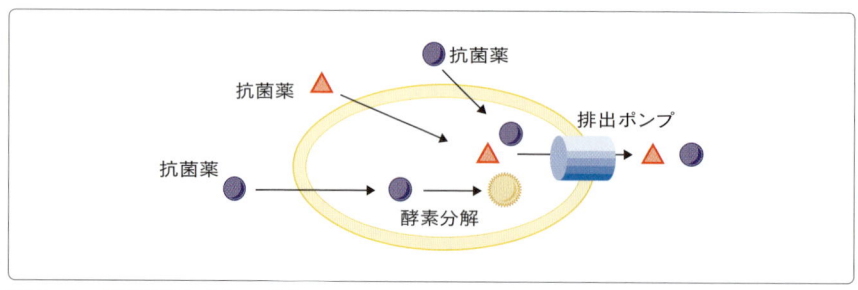

図6-2 耐性菌のメカニズム

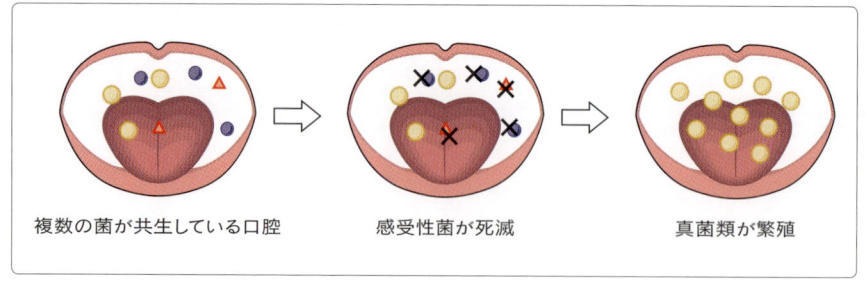

図6-3 口腔内で起きる菌交代現象のメカニズム

性とされ，グラム陽性菌とグラム陰性桿菌にまで作用が及ぶと広域性，さらにマイコプラズマ，リケッチア，クラミジアにまで効果があると広範囲抗菌薬と分類される（表6-3）.

(4) 耐性（抵抗性）

　頻繁な抗菌薬使用によって，次第に抵抗性（感受性を失うこと）を獲得した耐性菌が出現して効果が低下してくる．抗菌薬の投与量や投与期間が不十分な場合に出現しやすい．感受性を示していた菌が遺伝子変異を起こして，薬物を分解する酵素や，薬物を排出するポンプを作ることができるようになることで抗菌薬が効かなくなる．MRSA（メチシリン耐性黄色ブドウ球菌）などがよく知られているが，近年，複数の薬剤に抵抗性を示す多剤耐性菌の出現が問題になっている（図6-2）.

(5) 菌交代現象

　抗菌薬を長期間投与された生体では，感染原因菌とともに，感受性を示す常在菌なども死滅するが，一般的な抗菌薬には非感受性の緑膿菌やカンジダなどの真菌（カビ）などが生き残り繁殖する．これを菌交代現象という．増殖した菌が作り出す毒素も増えて，カンジダ症や黒舌症，偽膜性大腸炎などの菌交代症を発症することがある（図6-3）.

MRSA
メチシリンという抗生物質に耐性を獲得したブドウ球菌の学名に由来する名称だが，実際は多剤耐性菌である．

1）薬物分類（付表6-2参照）

（1）殺菌性抗菌薬

☐ β-ラクタム系抗生物質
　①ペニシリン系抗生物質
　　ベンジルペニシリン(ペニシリンG), アンピシリン, アモキシシリン
　②セフェム系抗生物質
　　セファクロル, セファレキシン, ラタモキセフ

☐ アミノグリコシド系抗生物質
　ストレプトマイシン, カナマイシン, ゲンタマイシン

☐ ポリエン系抗生物質
　ナイスタチン, アムホテリシンB

☐ ポリペプチド系抗生物質
　ポリミキシンB, バンコマイシン

☐ ピリドンカルボン酸系(ニューキノロン系)合成抗菌薬
　オフロキサシン, エノキサシン

（2）静菌性抗菌薬

☐ マクロライド系抗生物質
　エリスロマイシン, ジョサマイシン

☐ テトラサイクリン系抗生物質
　テトラサイクリン, ミノサイクリン

☐ クロラムフェニコール系抗生物質
　クロラムフェニコール

☐ リンコマイシン系抗生物質
　リンコマイシン, クリンダマイシン

☐ サルファ薬(スルホンアミド類)
　スルフィソキサゾール

2）作用機序（図6-4）

☐ **細胞壁合成阻害**
　動物細胞と異なり，細菌には細胞壁がある．この壁構造が壊れると形態を保てなくなり，また**膜透過性**も変化することにより死滅する．この細胞壁を構成するペプチドグリカンの合成に関わる酵素を阻害する．殺菌的に働く．

☐ **細胞膜障害**
　細胞膜成分と結合して膜の構造を乱して膜透過性を変化させ死滅させる．動物の細胞膜にも作用するので選択毒性が高いとはいえない．殺菌的に働く．

☐ **タンパク合成阻害**
　タンパク合成は細胞内小器官の**リボソーム**で行われる．このリボソーム

膜透過性
細胞膜は脂質二重膜構造だが，水は通し，溶質(物質)をほとんど通さない半透膜である．これによって内部物質の流出を防いでいる．

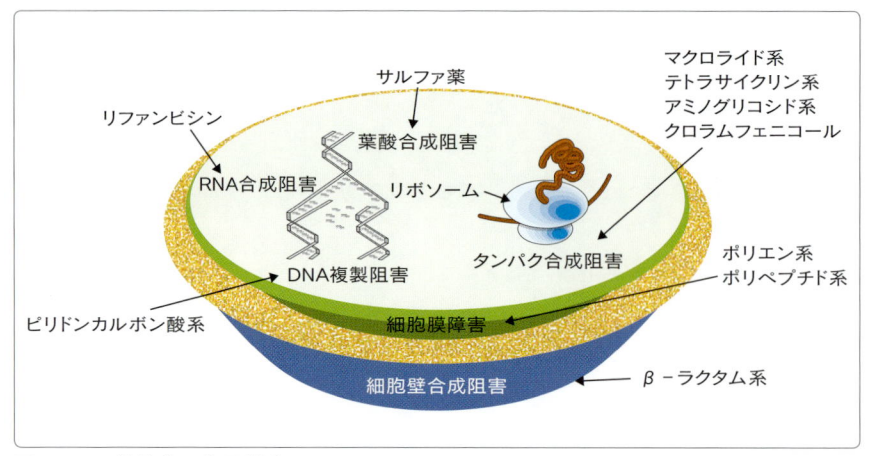

図6-4　抗菌薬の作用機序

に結合してタンパク合成を阻害することで，増殖を抑制する．動物と細菌のリボソームには違いがあるので選択毒性が高い．静菌的に働く．

□**核酸合成阻害**

細菌の分裂増殖の際は核酸合成（DNA複製）が必要である．ピリドンカルボン酸系は，複製に先立って起きるDNAらせん構造の解消に関わるDNAジャイレースという酵素を阻害する．殺菌的に働く．リファンピシンは，RNAポリメラーゼに結合して，DNAからmRNAの転写を阻害する．

□**代謝拮抗（葉酸合成阻害）**

DNA代謝（DNA合成のこと）に必要な核酸塩基の生合成やアミノ酸生成には，葉酸類が必須である．この葉酸はPABA（パラアミノ安息香酸）から生成されるが，サルファ薬はPABAと構造が似ていて競合的に働くので，機能を持たない偽の葉酸類となり，結果，増殖を抑制する．ヒトは，葉酸を食物として摂取するので，影響を受けない．静菌的に働く．

3）抗菌薬の歯科臨床応用

□**智歯周囲炎，抜歯後感染（口腔内感染性炎症）**
　β-ラクタム系，マクロライド系，ピリドンカルボン酸系

□**口腔カンジダ症**
　ポリエン系，イミダゾール系

□**歯周ポケット局所療法**
　ミノサイクリン

4）抗菌薬の有害作用

〔ペニシリン系〕
□アレルギー，アナフィラキシーショック

リボソーム
DNAから転写されたmRNAの遺伝情報を読み取ってアミノ酸を連結させ，タンパク質を合成する．

〔テトラサイクリン系〕
□歯の着色，エナメル質形成不全
〔アミノグリコシド系〕
□難聴（第八脳神経障害）
〔クロラムフェニコール〕
□再生不良性貧血
〔リンコマイシン系〕
□偽膜性大腸炎

復習しよう！

1 口腔粘膜の消毒に用いるのはどれか．
a グルタラール
b クロルヘキシジングルコン酸塩
c エタノール
d ベンザルコニウム塩化物

2 つぎの組合せで誤っているのはどれか．
a アルコール類―エタノール
b フェノール類―グルタラール
c ハロゲン化合物―ヨードグリセリン
d 界面活性剤―塩化ベンザルコニウム

3 消毒薬について正しいのを2つ選べ．
a 陽性石けんと普通石けんを併用すると効果が増す．
b フェノールには疼痛性麻酔作用がある．
c オキシドールはカタラーゼと接触すると酸素を放出する．
d ヨウ素はSH酵素を阻害して殺菌作用をあらわす．

4 抗菌薬について正しいのはどれか．
a 連用によって抵抗性を獲得した微生物が現れることを菌交代現象という．
b ポリミキシンBは細胞壁合成阻害作用を持つ．
c 抗菌薬の投与は対症療法である．
d サルファ薬は葉酸合成阻害の作用機序を持つ．

5 エナメル質形成不全に働くのはどれか．
a ペニシリン
b ストレプトマイシン
c テトラサイクリン
d リンコマイシン

6 口腔カンジダ症の治療に用いるのはどれか．
a クロラムフェニコール
b オフロキサシン
c ペニシリン
d アムホテリシンB

7 歯周ポケット局所療法で使用するのはどれか．
a チアラミド
b 塩化リゾチーム
c フェノール
d ミノサイクリン

8 細胞壁合成阻害に働く抗生物質はどれか．
a ペニシリン
b テトラサイクリン
c クロラムフェニコール
d ナイスタチン

9 テトラサイクリンが作用するのはどれか．
a 細胞壁
b 莢膜
c リボソーム
d 核

10 正しいのはどれか．
a 消毒薬は選択毒性が高い．
b 黒毛舌症は耐性菌によって起きる．
c カンジダ症は抗菌薬の長期投与が原因となる．
d テトラサイクリンはカルシウムの併用で吸収がよくなる．

＜解答＞
1：d
2：b
3：b，c
4：d
5：c
6：d
7：d
8：a
9：c
10：c

付表6-1 消毒薬の代表的な薬物

種類	一般名(商品名)	特徴	用途と濃度
☐酸化剤	☐オキシドール	☐血液や膿中のカタラーゼと接触すると,発生期の酸素が出て酸化作用を示す. ☐過酸化水素(H_2O_2)濃度として2.5〜3.5％を含む.	☐創傷・潰瘍　原液か2〜3倍希釈 ☐口腔粘膜　原液か2〜3倍希釈 ☐口内炎洗口　10倍希釈
☐ハロゲン化合物	☐次亜塩素酸ナトリウム(歯科用:アンチホルミン,ネオクリーナー,ヒポクロリット) ☐クロルヘキシジングルコン酸塩(ヒビテン) ☐希ヨードチンキ ☐ヨードグリセリン ☐ポビドンヨード(イソジン)	☐歯科用として3％か10％使用 ☐濃厚液は刺激作用がある. ☐金属を腐食させる. ☐禁忌:粘膜(ショック症状等) ☐ヨードチンキの2倍希釈液 ☐衣服や皮膚を着色する.	☐う窩および根管清掃　歯科用原液 ☐手指・皮膚　0.01〜0.05％ ☐器具・室内　0.02〜0.05％ ☐手指・皮膚　0.1〜0.5％ ☐器具・室内　0.1〜0.5％ ☐皮膚・口腔粘膜　原液か2〜5倍希釈 ☐口腔粘膜・根管　歯科用原液 ☐手術野皮膚・創傷　10％
☐アルコール類	☐エタノール ☐イソプロパノール		☐手指・皮膚・器具　75〜85％ ☐手指・皮膚・器具　50〜70％
☐アルデヒド類	☐ホルマリン ☐グルタラール(ステリハイド)	☐ホルムアルデヒドとして35〜38％含む.	☐器具・室内　ホルムアルデヒドの1〜5％ ☐器具　2〜3.5％
☐フェノール類	☐フェノール ☐クレゾール石けん液	☐禁忌:損傷皮膚や粘膜(中毒症状) ☐疼痛性麻酔作用がある. ☐クレゾール(50％)とカリ石けんとの混合溶液.	☐手指・皮膚　1.5〜2％ ☐器具・室内　2〜5％ ☐手指・皮膚　0.5〜1％ ☐器具・室内　0.5〜1％(クレゾール濃度として)
☐界面活性剤	☐ベンザルコニウム塩化物(オスバン) ☐ベンゼトニウム塩化物	☐陽性石けん(逆性石けん)とも呼ばれる.普通石けん(カリ石けん)によって殺菌作用が減弱する.	☐手術野粘膜・皮膚創傷　0.01〜0.05％ ☐器具・室内　0.1〜50％
☐色素類	☐アクリノール		☐含嗽　0.05〜0.1％ ☐化膿局所　0.05〜0.2％

付表6-2 抗菌薬の代表的な薬物

種類		一般名(商品名)	特徴(副作用など)
β-ラクタム系	□ペニシリン系	□ベンジルペニシリン(ペニシリンG) □アンピシリン(ソルシリン) □アモキシシリン(サワシリン) □バカンピシリン(ペングッド)	□歯性感染症の第一選択薬 □アナフィラキシーショック □ベンジルペニシリンは胃酸で分解(筋肉注射) □バカンピシリンはプロドラッグで腸からの吸収が良い
	□セフェム系	□セファレキシン(ケフレックス) □セファクロル(ケフラール) □ラタモキセフ(シマリオン)	□アナフィラキシーショック □ラタモキセフは飲酒により二日酔い症状を強める
□アミノグリコシド系		□ストレプトマイシン □カナマイシン □ゲンタマイシン(ゲンタシン)	□ストレプトマイシンは結核治療薬 □難聴(第八脳神経障害) □腎障害 □ゲンタマイシンは緑膿菌にも有効
□マクロライド系		□ジョサマイシン □エリスロマイシン □クラリスロマイシン(クラリス,クラリシッド) □アジスロマイシン(ジスロマック)	
□テトラサイクリン系		□テトラサイクリン(アクロマイシン) □ミノサイクリン(ペリオクリン歯科用軟膏)	□歯の着色・エナメル質形成不全(妊婦,8歳未満の小児には避ける) □マグネシウムやアルミニウム含有制酸薬,貧血治療の鉄剤などと併用すると,不溶性となり吸収が悪くなるために効力が低下する. □歯周ポケット局所送達療法にミノサイクリン
□クロラムフェニコール系		□クロラムフェニコール(クロロマイセチン)	□再生不良性貧血 □歯科用液は歯周組織炎などに局所使用
□リンコマイシン系		□クリンダマイシン	□偽膜性大腸炎
□ポリエン系抗生物質		□ナイスタチン □アムホテリシンB	□真菌(カンジダ等)に有効
□ポリペプチド系抗生物質		□ポリミキシンB □バンコマイシン	□MRSAにバンコマイシンは有効
□ピリドンカルボン酸系(ニューキノロン系)合成抗菌薬		□オフロキサシン(タリビット) □エノキサシン(フルマーク) □レボフロキサシン(クラビット)	□マグネシウムやアルミニウム含有制酸薬,貧血治療の鉄剤などと併用すると,不溶性となり吸収が悪くなるために効力が低下する. □酸性非ステロイド性抗炎症薬と併用すると,痙攣を起こす可能性がある.

chapter 7 抗悪性腫瘍薬

学習目標
- ☐ 抗悪性腫瘍薬を分類できる．
- ☐ 抗悪性腫瘍薬の作用機序を説明できる．
- ☐ 抗悪性腫瘍薬の有害作用を説明できる．

7-1 悪性腫瘍に用いる薬物

悪性腫瘍とは：

「癌」や「悪性新生物」とも呼ばれる．遺伝子の変異が重なって，細胞が癌化する．正常細胞は，分裂・増殖しすぎないように制御されているが，悪性腫瘍細胞は無制限に増殖する．周辺正常組織に**浸潤**し，他臓器にも**転移**する結果，生命が脅かされる．

悪性腫瘍の化学療法：

悪性腫瘍に対しては，外科手術や放射線療法と組み合わせて，しばしば薬物による化学療法が行われる．これに用いられるのが抗悪性腫瘍薬（化学療法薬）であり，正常細胞と腫瘍細胞の反応性の違いを利用して破壊・死滅させる．つまり，癌は分裂・増殖しやすいという性質を利用して，細胞分裂に必要な DNA（核酸）の複製を阻害する（図7-1）．

1）薬物分類（付表7-1参照）

☐ **アルキル化薬**
　①マスタード類
　　シクロホスファミド
　②ニトロソ尿素類
　　ラムニスチン，ニムスチン

浸潤
周囲正常組織に侵入して増殖すること．

転移
最初の腫瘍部位から分離した細胞がリンパや血液に乗って他臓器に移り，二次的に腫瘍をつくること．

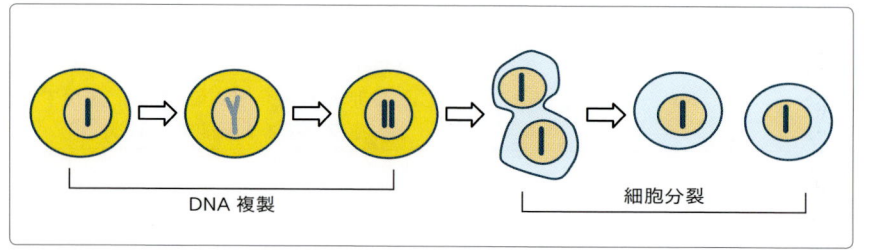

図7-1 細胞分裂に先だって DNA 複製が起きる

- □ 代謝拮抗薬
    - ① 葉酸代謝拮抗薬
        - メトトレキサート
    - ② ピリミジン代謝拮抗薬
        - 5-フルオロウラシル(5-FU)，テガフール，シタラビン(Ara-C)
    - ③ プリン代謝拮抗薬
        - メルカプトプリン(6-MP)
- □ 抗腫瘍性抗生物質
    - ブレオマイシン，マイトマイシンC，ドキソルビシン
- □ 微小管阻害薬
    - ① ビンカアルカロイド類
        - ビンクリスチン，ビンブラスチン
    - ② タキサン類
        - パクリタキセル
- □ トポイソメラーゼ阻害薬
    - ① トポイソメラーゼI阻害薬
        - イリノテカン
    - ② トポイソメラーゼII阻害薬
        - エトポシド
- □ 白金化合物
    - シスプラチン
- □ ホルモン療法
    - ① 抗エストロゲン薬
        - タモキシフェン
    - ② 抗アンドロゲン薬
        - フルタミド
- □ 免疫強化薬
    - 溶連菌抽出物(OK432)，クレスチン，レンチナン
- □ 分子標的治療薬
    - ゲフィニティブ，トラスツズマブ

2) 細胞周期と薬物

　細胞周期特異性がある薬物は，細胞周期の特定の時期に作用する(図7-2)．たとえば，代謝拮抗薬は，DNA複製期のS期の細胞に対して作用し，微小管阻害薬は細胞が有糸分裂するM期に対して作用する．一方，アルキル化薬などの細胞周期非特異性の薬物は，すべての周期に効果を発揮し，通常では効果が低い休止期G0に対しても作用する．

細胞周期

細胞が増殖するときの基本的な仕組み．G1期とG2期でタンパク質を合成して細胞成分が倍加し，S期でDNAが複製されて染色体のセットが2つできる．M期で分裂する．

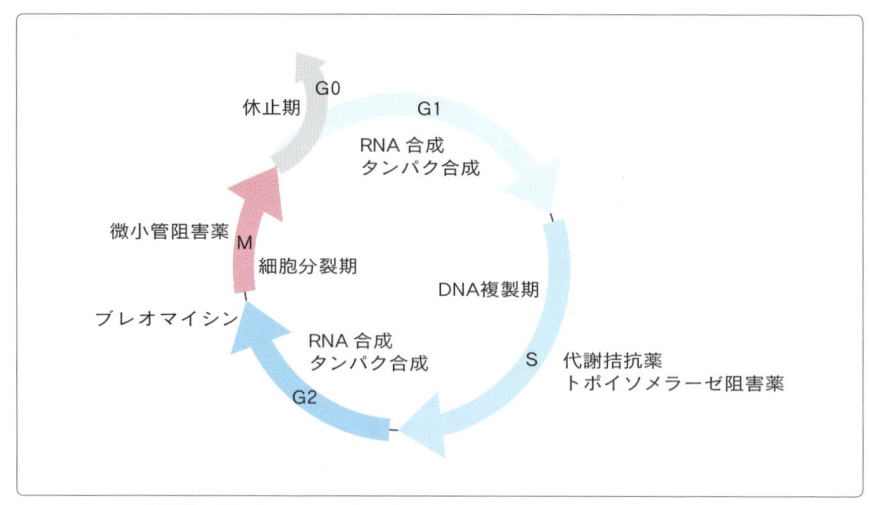

図7-2　細胞周期特異的に作用する薬物

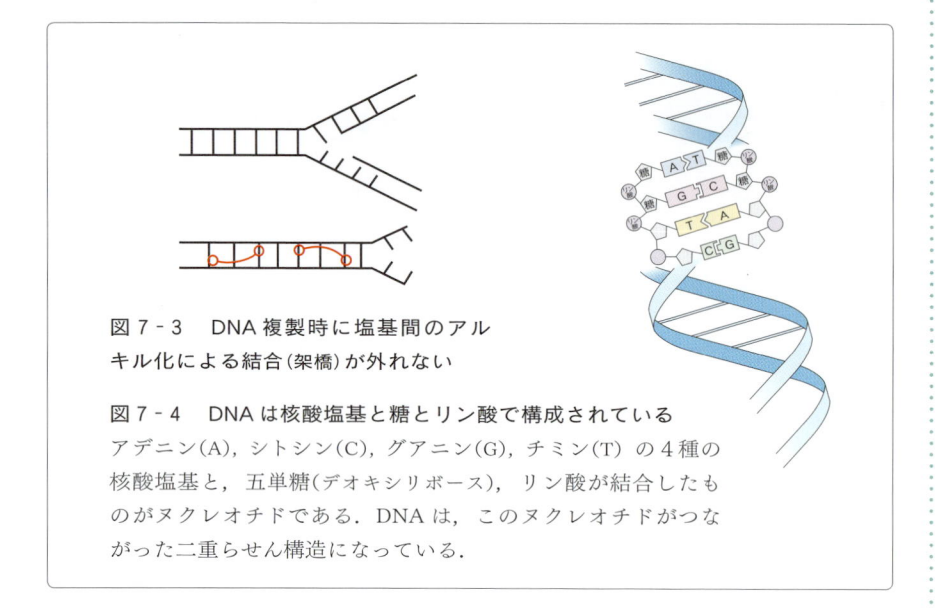

図7-3　DNA複製時に塩基間のアルキル化による結合(架橋)が外れない

図7-4　DNAは核酸塩基と糖とリン酸で構成されている
アデニン(A)，シトシン(C)，グアニン(G)，チミン(T)の4種の核酸塩基と，五単糖(デオキシリボース)，リン酸が結合したものがヌクレオチドである．DNAは，このヌクレオチドがつながった二重らせん構造になっている．

DNA複製
2本のDNA鎖の塩基間の結合がはずれ，それぞれが鋳型になって複製される．

3）作用機序

□アルキル化薬

DNAのグアニン塩基(G)のN7位をアルキル化(共有結合)し，グアニン同士が1本鎖内でまたは2本鎖間を架橋する．その結果，DNA複製が阻害される（図7-3）．

□代謝拮抗薬

癌細胞のように急速に増殖している細胞は，DNA合成に必要な葉酸や核酸塩基類を大量に必要とする（図7-4）．代謝拮抗薬は，葉酸(核酸塩基の生成に必要な物質)や核酸塩基の類似物質構造を持つので，正常な核酸合成(**核酸代謝**)の邪魔をする結果，DNA複製が阻害される．

核酸代謝
核酸合成のこと．代謝拮抗とは，核酸合成に拮抗するということである．薬物の代謝というときは，異化(分解)を指すので意味が違う．

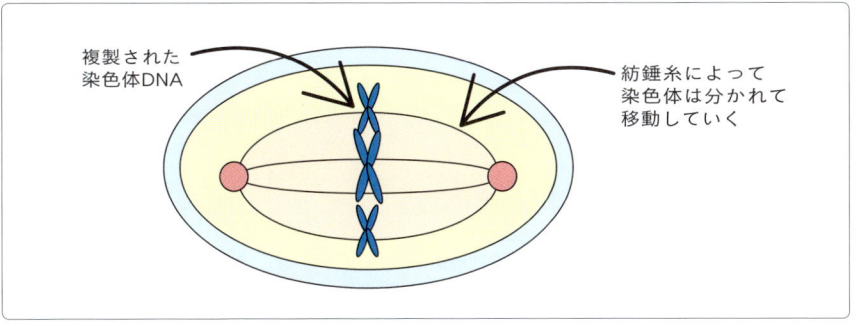

図7-5　有糸分裂期(M期)における紡錘糸の役割

□**抗腫瘍性抗生物質**
　抗腫瘍作用を示す抗生物質である．DNA鎖に結合したり(ブレオマイシン，ドキソルビシン)，アルキル化したり(マイトマイシンC)してDNA複製を阻害する．

□**微小管阻害薬**
　微小管は，有糸分裂の際の紡錘糸を作るために必要である(図7-5)．微小管を構成するチューブリンに結合して阻害するので，細胞分裂ができず細胞死をもたらす．

□**トポイソメラーゼ阻害薬**
　複製の際に，DNAらせん構造を緩めるために働く酵素であるトポイソメラーゼを阻害してDNA複製の邪魔をする．

□**ホルモン療法**
　ホルモン刺激で増殖する癌細胞(乳癌や前立腺癌)に対して，女性ホルモンや男性ホルモンの作用を抑える．

□**免疫強化薬**
　ナチュラルキラー細胞(NK細胞)の活性化など，免疫機能を賦活化して癌細胞の排除をする．

□**分子標的治療薬**
　細胞増殖に関わる特定の分子を狙い撃ちして治療するため，癌細胞特異的に効果を示す．

4) 抗悪性腫瘍薬の有害作用

　抗悪性腫瘍薬は，正常組織でも分裂の盛んな骨髄(造血細胞)，消化管(粘膜上皮細胞)，毛根(毛母細胞)に対しても分裂を阻害するので，副作用として骨髄障害，下痢，口内炎，脱毛などがそれぞれ起きやすい(図7-6，7)．

□**骨髄抑制**
　白血球減少による**易感染性**，赤血球減少により貧血，血小板減少により出血傾向などが起きる．抗悪性腫瘍薬に特有な有害作用で，アルキル化薬，代謝拮抗薬で起きやすい．

DNAらせん構造
2本鎖DNAは二重らせん構造を形成しているが，これがさらにねじれて超らせん構造を示す．複製の際にはDNA鎖の一部を切断するトポイソメラーゼが働いて，らせん構造を緩める必要がある．

易感染性
異物侵入に対して身体を守る白血球が減少すると，細菌感染し易い．

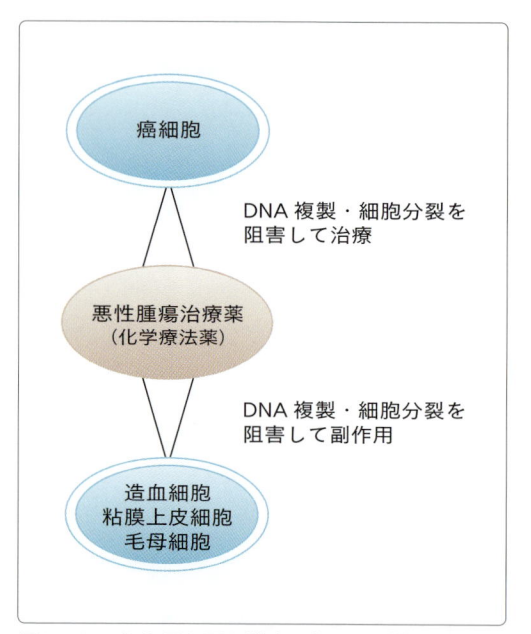

図7-6　主作用と同じ機序で起きる副作用がある

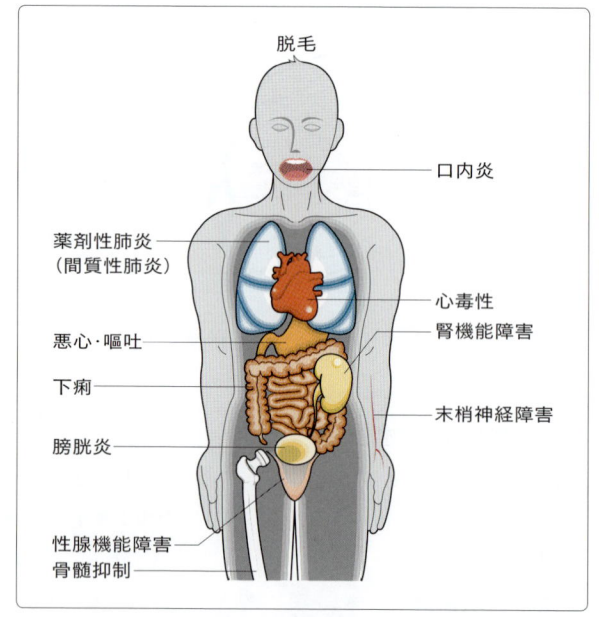

図7-7　抗悪性腫瘍薬の有害作用

□ 口内炎
　口腔粘膜細胞の増殖抑制と易感染状態から起きる．
□ 下痢・嘔吐
　消化管粘膜細胞の増殖抑制による障害と，腸管感染から起きる．
□ 脱毛
□ 肺線維症
　肺が抗腫瘍薬で傷つけられて炎症を起こし，線維化する．ブレオマイシンは肺に蓄積するため，この有害作用を起こしやすい．

復習しよう！

1　代謝拮抗薬はどれか．
 a　マイトマイシンC
 b　シスプラチン
 c　シクロホスファミド
 d　フルオロウラシル

2　抗悪性腫瘍薬に特有の副作用はどれか．
 a　第8脳神経障害
 b　骨髄障害
 c　エナメル質形成不全
 d　薬疹

3　抗悪性腫瘍薬で障害を受けやすいのはどれか．
 a　毛根
 b　眼
 c　骨
 d　歯

<解答>
1：d
2：b
3：a

付表7-1 抗悪性腫瘍薬の代表的な薬物

分類	一般名(商品名)	適応	副作用	特徴
アルキル化薬	□シクロホスファミド（エンドキサン）	□悪性リンパ腫, 乳癌, 卵巣癌, 小児癌など	□骨髄抑制, 悪心, 嘔吐, 脱毛, 出血性膀胱炎など	
代謝拮抗薬	□フルオロウラシル（5-FU）	□胃癌, 大腸癌, 乳癌, 子宮癌	□骨髄抑制, 悪心, 嘔吐, 下痢, 色素沈着, 口内炎など	
	□シタラビン（キロサイド）	□急性白血病	□骨髄抑制, 悪心, 嘔吐など	
	□メトトレキサート（メソトレキセート）	□急性白血病, 乳癌, 絨毛性腫瘍, 胃癌, 頭頸部癌	□骨髄抑制, 悪心, 嘔吐, 脱毛, 肝機能障害, 口内炎など	□投与量が多いときは, ロイコボリンカルシウムを併用する.
抗腫瘍性抗生物質	□塩酸ドキソルビシンb（アドリアマイシン）	□悪性リンパ腫, 乳癌, 胃癌, 肝癌, 肺癌, 骨軟部肉腫	□骨髄抑制, 悪心, 嘔吐, 口内炎, 脱毛, 心筋障害など	
	□塩酸ブレオマイシン（ブレオ）	□悪性リンパ腫, 頭頸部癌, 食道癌	□肺毒性, 悪心, 嘔吐, 発熱, 色素沈着など	□間質性肺炎から肺線維症となる肺毒性に注意
微小管作用薬	□塩酸ビンクリスチン（オンコビン）	□白血病, 悪性リンパ腫, 小児腫瘍	□末梢神経障害, 筋障害	□手足のしびれ, 感覚の低下が特徴的
	□塩酸ビンブラスチン（エクザール）	□悪性リンパ腫, 絨毛性疾患	□末梢神経障害, 筋障害	
	□パクリタキセル（タキソール）	□卵巣癌, 非小細胞肺癌, 乳癌, 胃癌, 子宮体癌	□脱毛, 筋肉痛・関節痛, 末梢神経障害, 悪心, 嘔吐, 腹痛, 口内炎, 下痢など	
その他	□塩酸イリノテカン（カンプト）	□肺癌, 子宮頸癌, 卵巣癌, 胃癌, 大腸癌, 乳癌, 悪性リンパ腫	□下痢, 骨髄抑制, 悪心, 嘔吐, 腸管麻痺, 肺炎, 脱毛	
	□シスプラチン（ブリプラチン, ランダ）	□肺癌, 食道癌, 胃癌, 卵巣癌, 子宮癌, 精巣(睾丸)腫瘍	□腎機能障害, 悪心, 嘔吐, 神経障害, 骨髄抑制など	□多剤と併用で使われる場合が多い.

chapter 8 ビタミン類・ホルモン類異常に用いられる薬物

学習目標
- □ ビタミン，ホルモンの生理的役割について説明できる．
- □ ビタミン欠乏症とその補充療法について説明できる．
- □ ホルモンの欠乏，過剰，代謝異常について説明できる．
- □ ホルモン異常の治療に用いる薬物を挙げることができる．

8-1 ビタミン

ビタミンの生理的役割とその病態：

ビタミン vitamin は，動物の正常な生存・成長に必須で，食物から摂取する必要のある微量の栄養素（生命活動，成長，健康の維持・増進に欠かせない摂取すべき物質）の一つである．「活力ある」vital「アミン」amine として最初 vitamine と命名されたが，これら有機分子がすべてアミン類ではないことがわかり語尾の e を取り vitamin となった．

動物体内では合成されず，通常食品から摂取する．かつては栄養摂取の偏りから各種のビタミンの不足により生じる特有の病気（ビタミン欠乏症）がみられたが，近年の我が国では少なくなった．しかし，手術後などの人工的栄養時，長期の抗生剤投与時，高度の消化管吸収障害時ではビタミン欠乏症に注意が必要である．また関連して，通常のビタミン摂取量では欠乏症状を示し，大量の摂取で改善するビタミン依存症や，アルコール中毒などの二次的合併症としてのビタミン代謝異常などがある．最初に発見されたビタミン A，B がそれぞれ脂溶性，水溶性であることがわかり，この性質からビタミンを大きく脂溶性ビタミンと水溶性ビタミンに分類する．

1）薬物分類（ビタミン類の分類）（付表 8-1 参照）
- □ 水溶性ビタミン
  ビタミン B_1，B_2，B_6，B_{12}，C
- □ 脂溶性ビタミン
  ビタミン A，D，E，K

2）薬理作用
- □ ビタミン欠乏でみられる各種症状の改善

3）臨床応用
- □ ビタミン欠乏症における補充療法

ビタミン A 欠乏症
皮膚・粘膜上皮・結膜の角化，夜盲症

ビタミン B_1 欠乏症
糖代謝に関わる補酵素の欠乏として脚気症状を呈する

ビタミン B_2 欠乏症
口内炎，貧血，神経症

ビタミン B_6 欠乏症
皮膚炎，痙攣などの神経症状

ビタミン B_{12} 欠乏症
悪性貧血

ビタミン C 欠乏症
壊血病

ビタミン D 欠乏症
くる病，骨軟化症，骨粗鬆症

ビタミン E 欠乏症
動物では生殖障害，ヒトでは未熟児における貧血

ビタミン K 欠乏症
血中プロトロンビン低下による血液凝固時間の延長（出血傾向）

4）有害作用

水溶性ビタミンは過剰に摂取しても大部分が速やかに排泄されるため毒性はとくに問題とならないが，脂溶性ビタミンの場合には大量摂取により過剰症が出現する．
- □ 高カルシウム血症（ビタミンD過剰症）
- □ 新生児核黄疸（ビタミンK過剰症）

5）作用機序（ビタミンとしての働き）
- □ 光を感知するロドプシンの構成成分（ビタミンA）
- □ 補酵素としての働き（ビタミンB群）
- □ 抗酸化作用→コラーゲンの三重らせんの維持（ビタミンC）
- □ 骨代謝などに関わるホルモン用作用（ビタミンD）
- □ 血液凝固（止血）作用（ビタミンK）←プロトロンビンなどのビタミンK依存性血液凝固因子の生合成に必須因子

8-2　ホルモン

ホルモンの生理的役割とその病態：

細胞で産生される生体機能の調節物質（生理活性物質）の中で，血液へ分泌され運ばれて作用するものをホルモン hormone という．ホルモンを分泌する細胞群（腺）を内分泌腺という．ホルモンが血液による運搬を介して遠くの標的臓器に作用するのに対し，神経細胞から分泌される神経伝達物質はシナプスを介し近接する神経あるいは効果器に作用する．この中間に位置するのが**オータコイド**と呼ばれる生理活性物質で，特定の細胞で作られ標的器官に作用するが，これらの境界は曖昧である．

ホルモンのターゲットは，主に細胞内受容体であり，遺伝子発現の調節を介して種々の生理活性を示す（⇒Ⅰの chapter 1 を参照）．また，細胞膜受容体に作用するものもある．

1）薬物分類（ホルモン類の分類）

次頁に示すように，遊離される各内分泌腺からホルモンを分類し，その作用機序をまとめた（図8-1）．

2）薬理作用（各ホルモンの生理活性と機序）

（1）視床下部
- □ コルチコトロピン放出ホルモン CRH
  下垂体前葉に作用して副腎皮質刺激ホルモン ACTH の放出を促す．
- □ 成長ホルモン放出ホルモン GRH
  下垂体前葉に作用して成長ホルモンの放出を促す．

ホルモン
内分泌器官から血中に産生・分泌され全身（標的臓器）作用を示す生理活性物質

オータコイド
生体内で産生される生理活性物質で，炎症，アレルギーなどにより刺激を受けたとき，その部位で産生され作用を発揮するものの総称．ヒスタミン，セロトニンなどの活性アミン，ブラジキニンなどの活性ペプチド，プロスタグランジン類，サイトカインなどが含まれる．

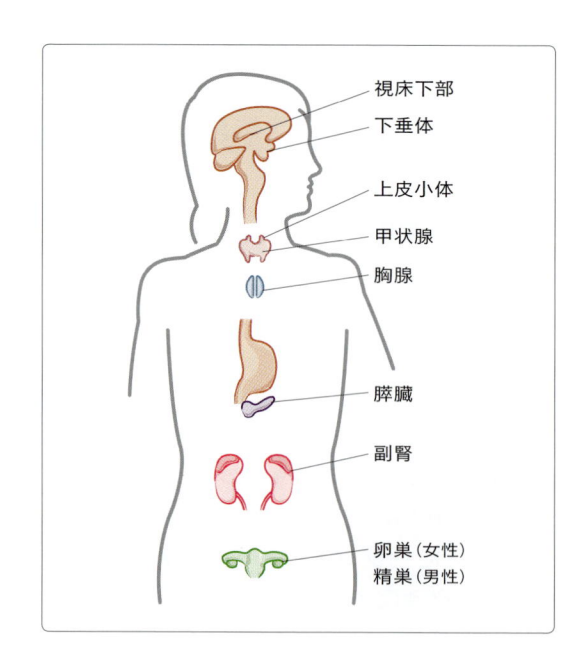

図 8-1　主要な内分泌腺

□サイロトロピン放出ホルモン TRH
　下垂体前葉に作用して甲状腺刺激ホルモン TSH の放出を促す．
□ゴナドトロピン放出ホルモン GnRH
　下垂体前葉に作用して性腺刺激ホルモンの放出を促す．
（2）下垂体前葉
□甲状腺刺激ホルモン TSH
　甲状腺に作用して甲状腺ホルモンの分泌を促す．
□副腎皮質刺激ホルモン ACTH
　副腎皮質に作用して副腎皮質ホルモンの分泌を促す．
□性腺刺激ホルモン GTH
　卵巣に作用して性ホルモンの分泌を促す．
□成長ホルモン GH
　長骨発育に重要なホルモンで，不足は小人症を，過剰は巨人症を招く．
　以上のように，視床下部―下垂体前葉―標的内分泌腺はカスケードを形成し，さらに標的器官から分泌されるホルモンは視床下部あるいは下垂体前葉に抑制性の制御をかけている（ネガティブフィードバック機構：図 8-2）．
（3）下垂体後葉
□バソプレシン
　抗利尿作用と血管収縮作用により血圧上昇作用を示す．このホルモンの不足は尿崩症（多尿）を発症させる．
□オキシトシン
　子宮収縮作用を示し，分娩時の陣痛促進をもたらす．

神経内分泌
下垂体後葉は視索上核などからの神経軸索・終末であり，その終末から分泌されるのが下垂体後葉ホルモンである．分泌の様式は神経伝達物質と同じであるが，作用はホルモンと同様血液を介して遠隔で働くので，神経内分泌と呼ばれる．

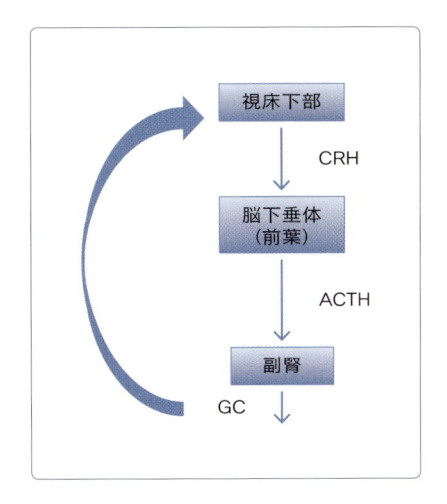

図8-2 ホルモン分泌のネガティブフィードバック機構

(4) 甲状腺
☐ **甲状腺ホルモン**

甲状腺からはチロキシン，トリヨードサイロニンの2つのホルモンが分泌され，ともに身体的・精神的成長と発育の促進に関わる．分泌過剰はバセドウ病を，不足はクレチン病，粘液水腫，小人症を引き起こす．

(5) 上皮小体（副甲状腺）
☐ **上皮小体ホルモン PTH**

ビタミンDと協同して血中カルシウム濃度を上昇させる．

(6) 膵臓
☐ **インスリン**

膵臓のβ細胞から分泌され，血糖値を低下させる．不足すれば**糖尿病**を発症する．治療にはインスリンの補充療法がある．

☐ **グルカゴン**

膵臓のα細胞から分泌され，血糖値を上昇させる．

(7) 副腎皮質
☐ **鉱質コルチコイド；アルドステロン**

鉱質（ミネラル）の代謝に関わるホルモンで，腎尿細管でのNa^+再吸収とK^+排泄を促進し，水分量を調節することで血圧の調節を行っている．したがって働きが過剰になれば浮腫，高血圧をもたらす．

☐ **糖質コルチコイド GC；ヒドロコルチゾン**

糖代謝に関わるホルモンで，抗炎症作用だけでなく広く生命現象に関わる．過剰はクッシング症を，過小はアジソン病を生じる．

(8) 副腎髄質
☐ **アドレナリン，ノルアドレナリン**

全身のアドレナリン受容体に作用し，自律神経系の活動亢進と同様な結果をもたらす．

糖尿病
インスリンの作用不足により慢性の高血糖状態を呈する疾患．インスリンの絶対的，相対的欠乏によるものと，インスリン分泌は正常であってもその反応性が低下したものがある．治療薬としてインスリン製剤以外にも経口糖尿病薬がある．

（9）卵巣
☐エストロゲン（卵胞ホルモン）
　女性生殖器官や乳腺の発育を促進する．
☐プロゲステロン（黄体ホルモン）
　受精卵の着床，妊娠の維持に働く．
（10）精巣
☐テストステロン
　男性生殖器官の発育を促進し，男子の二次性徴を成立させる．タンパク質同化作用により骨格筋，骨の成長を促進する．

3）臨床応用
☐ホルモン欠乏症における補充療法

4）有害作用
☐摂取過剰により上記で述べたホルモン過剰症の出現

経口避妊薬
エストロゲンとプロゲステロンの組合せにより卵胞発育抑制，排卵抑制，受精・着床抑制をきたすので避妊薬として用いられる．

復習しよう！

1 ビタミンA欠乏で生じる疾患はどれか．
a　夜盲症
b　壊血病
c　骨粗鬆症
d　出血

2 脳下垂体から分泌されるホルモンはどれか．
a　インスリン
b　グルカゴン
c　アドレナリン
d　バソプレシン

3 上皮小体ホルモンの作用はどれか．
a　抗炎症作用
b　血中カルシウム上昇作用
c　利尿作用
d　血糖値の上昇作用

4 インスリンが分泌される臓器はどれか．
a　甲状腺
b　上皮小体
c　膵臓
d　卵巣

5 インスリンの欠乏で生じる疾患はどれか．
a　糖尿病
b　バセドウ病
c　アジソン病
d　小人症

＜解答＞
1：a
2：d
3：b
4：c
5：a

付表8-1 ビタミン類の代表的な薬物

種　類	一般名	商品名	特徴(欠乏症)
☐ビタミンA	☐レチノールパルミチン酸エステル	☐チョコラA	(夜盲症) ☐口腔粘膜疾患の治療
☐ビタミンB₁	☐オクトチアミン ☐プロスルチアミン	☐ノイビタ ☐アリナミン	(脚気)
☐ビタミンB₂	☐リボフラビン	☐ビスラーゼ，ハイボン	(口内炎，舌炎)
☐パントテン酸(ビタミンB₅)	☐パントテン酸カルシウム	☐パンカル	
☐ビタミンB₆	☐ピリドキシン塩酸塩	☐アデロキシン	
☐葉酸	☐葉酸	☐フォリアミン	
☐ビタミンB₁₂	☐ヒドロキシコバラミン酢酸塩	☐フレスミンS，ドセラン	
☐ビタミンC	☐アスコルビン酸	☐ハイシー，ビタシミン	(壊血病)
☐活性型ビタミンD₃製剤	☐カルシトリオール ☐マキサカルシトール ☐ファレカルシトール	☐ロカルトロール ☐オキサロール ☐ホーネル，フルスタン	☐骨や歯などの硬組織の形成と吸収の調節 ☐骨粗鬆症の治療
☐ビタミンE	☐トコフェロール酢酸エステル	☐ユベラ	☐抗酸化作用
☐ビタミンK	☐フィトメジオン ☐メナテトレン	☐カチーフN，ケーワン ☐ケイツー	☐血液凝固因子の生成
☐ビタミンH	☐ビオチン	☐ビオチン	
☐混合	☐混合ビタミンB群 B₁，B₆，B₁₂ ☐混合ビタミンB群 B₁，B₂，B₆，B₁₂	☐ビタノイリン，ビタメジン ☐ノイロビタン	

＊ホルモン類の代表的な薬物として臨床応用されているものに副腎皮質ステロイドホルモン剤があり，それについては抗炎症薬の項目で述べる(⇒IIのchapter 5を参照)．その他のホルモン製剤については本文を参照せよ．

chapter 9 代謝異常に用いる薬物

学習目標
- ☐ 骨代謝異常と骨粗鬆症およびその治療薬を説明できる．
- ☐ 糖代謝異常と糖尿病およびその治療薬を説明できる．
- ☐ 脂質代謝異常と高脂血症およびその治療薬を説明できる．
- ☐ プリン代謝異常と高尿酸血症・痛風およびその治療薬を説明できる．

9-1 骨代謝異常に用いる薬物

1）骨代謝調節系
- 骨はカルシウムの貯蔵庫としてカルシウム代謝の維持に貢献している．
- 骨は常に破骨細胞による**骨吸収**と骨芽細胞による**骨形成**を繰り返す**リモデリング**（図9-1）により，その形態と強度を一定に保っている．

2）骨の成分
- 骨塩：ハイドロキシアパタイト，コバルト，マンガンなど
- 骨基質：コラーゲン，オステオカルシン，オステオポンチンなど

骨吸収
破骨細胞により骨が分解され破壊されて減少すること．骨からカルシウムが血中に放出されることである．骨は絶えず吸収と形成を繰り返し新陳代謝を行っている．骨粗鬆症はこのバランスが崩れ，骨吸収が促進した疾患である．

骨形成
骨芽細胞によって，血中からカルシウムが取り込まれ新しい骨が造られること．

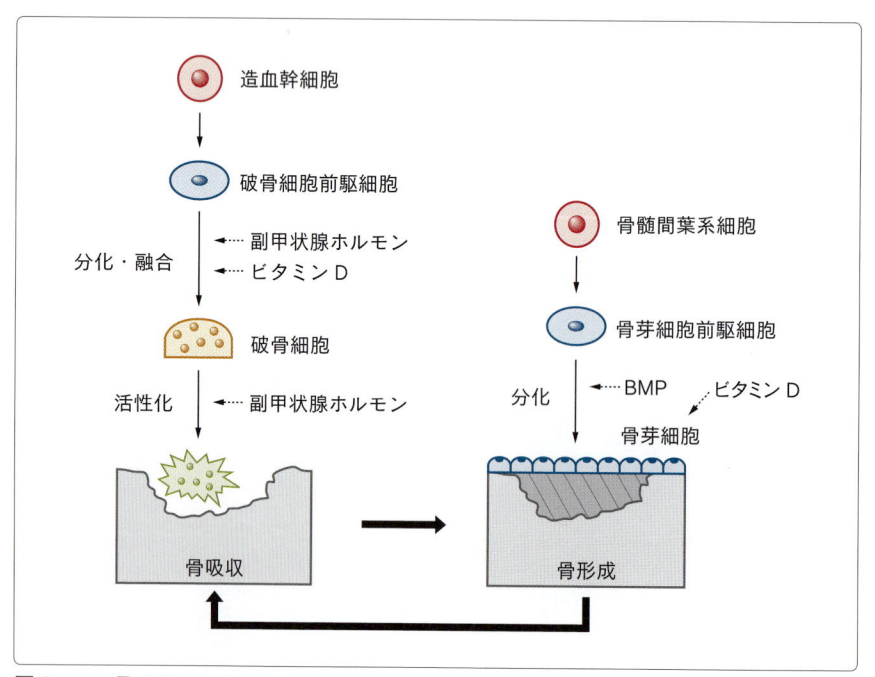

図9-1　骨のリモデリング

3）破骨細胞

- 造血幹細胞の分化，融合により形成される多核細胞である．
- 形成，活性化には**活性型ビタミンD$_3$，カルシトニン，副甲状腺ホルモン，卵胞ホルモンやインターロイキン**などの各種サイトカインが関与している．
- 細胞表面にカルシトニン受容体が，骨吸収面に波状縁と明帯が存在する．
- 波状縁から酸と加水分解酵素（コラゲナーゼやカテプシンなど）を分泌して骨基質を分解し，骨塩を溶解する（骨吸収）．

4）骨芽細胞

- 骨髄間葉系細胞に由来する骨原細胞から分化した細胞である．
- 分化過程には**骨形成タンパク質**（BMP）などの**サイトカイン**が作用している．
- 骨基質を分泌して石灰化する（骨形成）．
- 細胞表面に副甲状腺ホルモン，活性型ビタミンD$_3$，プロスタグランジンなどに対応する受容体が存在する．
- **破骨細胞形成促進因子**（RUNKL）の産生促進を介して破骨細胞の分化を促進する．

5）骨量に関係する因子

（1）骨形成促進因子

☐ **活性型ビタミンD$_3$**

　骨代謝に関与するビタミン．腸管からのCa吸収を促進する．骨芽細胞に作用し，非コラーゲン性骨基質タンパク質合成を促進し，骨形成を亢進する．また，破骨細胞の分化を促進し，骨吸収も促進する．

☐ **カルシトニン**（骨吸収抑制因子でもある）

　甲状腺から分泌されるホルモンで，32個のアミノ酸からなるポリペプチド．Ca，Pの血中への放出（骨吸収）を抑制し，血中Ca，P濃度を低下させる．

☐ **ビタミンK$_2$**

　肝臓における血液凝固因子（プロトロンビンなど）の生合成に関与しているビタミンKの一つ．欠乏すると血液凝固時間が延長する．ビタミンK$_2$製剤（メナテトレノン）がある．

（2）骨吸収抑制因子

☐ **卵胞ホルモン**（エストロゲン：骨形成促進因子でもある）

（3）骨吸収促進因子

☐ **副甲状腺ホルモン**（PTH）

　副甲状腺から分泌されるホルモン．体液中のCa濃度を一定レベルに維持する．

☐ **糖質コルチコイド**

　副腎皮質から分泌される糖代謝に重要な役割をはたすステロイドホルモ

サイトカイン
生体細胞が産生する抗体以外の生物学的活性物質．微量で多種の細胞機能を活性化し，免疫機能などに重要な働きを示す．

破骨細胞形成促進因子
破骨細胞の分化を促進する因子．骨芽細胞に発現する．活性型ビタミンD$_3$などが骨芽細胞に作用して破骨細胞形成促進因子の産生促進を介して破骨細胞の分化を促進する．破骨細胞の分化には骨芽細胞が必須である．

ン．タンパク質と脂質代謝にも重要．抗炎症，抗アレルギー，抗リウマチ，免疫反応抑制などの薬理作用を有する．

6）骨粗鬆症

- 骨組織のリモデリングが崩れ，骨吸収が骨形成を上回ると発症する．
- 骨量が減少し，骨の微細構造が変化してもろくなり骨折しやすくなる．
- 骨粗鬆症が正常化することはなく，予防が主体となる．

（1）発症原因
- 閉経による**エストロゲン**分泌の低下（閉経後骨粗鬆症）
- 腸管からのカルシウム吸収低下による骨形成の低下（老人性骨粗鬆症）
- 内分泌異常（甲状腺機能亢進，性腺機能不全，クッシング症候群）
- 薬物（糖質コルチコイド，メトトレキサート，ヘパリン）
- 慢性腎不全（腎臓でのビタミンD活性化障害）
- 栄養性（壊血病，タンパク質欠乏など）

（2）症状
- 腰痛，背部痛，骨折（脊椎圧迫骨折，大腿頸部骨折），身長が縮む．

（3）主な治療薬（付表9−1参照）

☐ **卵胞ホルモン（エストロゲン）製剤**
- エストロゲンの低下を補い，骨吸収を抑制する（**補充療法**）．
- 骨吸収促進サイトカイン（インターロイキンなど）の骨組織における産生，分泌を抑制する．

☐ **ラロキシフェン**
- 骨組織のエストロゲン受容体に結合し，骨代謝に関与するサイトカインを介して，骨吸収を抑制する．

☐ **イプリフラボン**
- 骨組織に対する直接作用と，エストロゲン作用を増強してカルシトニン分泌を促進し，骨吸収を抑制する．

☐ **ビスホスホネート製剤**
- 破骨細胞が骨に接着するのを抑制し，骨吸収を抑制する．
- 前駆細胞から破骨細胞への分化を抑制する．
- 破骨細胞の**アポトーシス**を誘導する．
- 副作用として**顎骨壊死，顎骨骨髄炎**が発症するおそれがある．
  リスク因子：**侵襲的歯科処置**（抜歯，インプラントなど），**口腔の不衛生**など

☐ **活性型ビタミンD₃製剤**
- 骨芽細胞のビタミンD₃受容体に作用し，骨形成を促進する．
- 腸管からのカルシウム吸収と腎臓でのカルシウム再吸収を促進する．
- 骨吸収促進因子である副甲状腺ホルモンの分泌・合成を抑制する．

エストロゲン
女性ホルモンの一つである卵胞ホルモン．女性の二次性徴発現作用，子宮内膜増殖作用，卵胞刺激ホルモン分泌抑制作用がある．Caの骨への沈着を促進し，骨形成を促進する．低下すると骨粗鬆症を起こしやすい．

アポトーシス
多細胞生物体を構成する細胞死の一種．管理・調節された細胞の自殺すなわちプログラムされた細胞死のこと．血行不良，外傷などによって起こる細胞死であるネクローシスまたは壊死とは区別される．特徴としては，細胞膜構造変化，核の凝縮，DNA断片化などである．

□ **ビタミン K₂ 製剤**
- 骨芽細胞のオステオカルシン産生とカルシウム沈着を促進し，骨形成を促進する．

□ **カルシトニン製剤**
- 血中カルシウム量を低下させ，骨形成を促進する．
- 破骨細胞のカルシトニン受容体に作用し，骨吸収を抑制する．

□ **カルシウム製剤**

9-2 糖代謝異常に用いる薬物

糖尿病：

1）病態と分類
- **インスリン分泌不全**または作用不全によって生じる慢性の**高血糖**を主徴とし，糖，脂質，タンパク質を含むほとんどすべての代謝系異常を伴う疾患である．
- 遺伝因子と環境因子が関与する．
- 4群に大別される（表9-1）．
- **急性合併症**（糖尿病性昏睡，感染症など）や**慢性合併症**（細小血管障害による糖尿病性腎症・網膜症・神経症など）の危険性がある．

2）症状
- 高血糖症状：口渇，多飲，多尿，体重減少，易疲労
- 網膜症症状：視力低下，失明
- 腎症状：タンパク尿，むくみ
- 神経障害症状：足のしびれ感，発汗異常，便秘・下痢，勃起不全

インスリン
膵臓ランゲルハンス島のB（β）細胞から分泌される分子量約6,000のポリペプチドホルモン．ブドウ糖の細胞内への取り込みを促進し，血糖値を低下させる．不足したり，欠乏すると糖尿病が起こる．

糖尿病性昏睡
糖尿病患者の陥る昏睡．ケトアシドーシス性昏睡と高浸透圧性非ケトン血性糖尿病昏睡がある．前者は20歳未満のインスリン依存性糖尿病患者に多く，後者は50歳以上のインスリン非依存性糖尿病患者にみられる．

表9-1 糖尿病の分類

分類	成因	特徴
1型糖尿病	膵臓ランゲルハンス島β細胞の破壊により，インスリンの絶対的欠乏	・自己免疫性と自己抗体を認めない特発性がある． ・インスリン投与が必要
2型糖尿病	①インスリン分泌低下を主体とするもの ②インスリン抵抗性が主体で，インスリンの相対的欠乏を伴うもの	・日本人糖尿病の95%を占める成人型糖尿病 ・治療薬以外に適切な食事・運動療法を行う．
その他の特定機序，疾患によるもの	①遺伝因子として遺伝子異常が同定されたもの ②他の疾患，条件に伴うもの	・遺伝子異常（インスリン，インスリン受容体，ミトコンドリア遺伝子など） ・疾患（膵炎，クッシング症候群，慢性肝炎，感染症など） ・薬物（糖質コルチコイドなど）
妊娠糖尿病		・妊娠中に発症あるいははじめて発見された耐糖能異常

3）治療目的
- 糖尿病性細小血管合併症と動脈硬化性疾患の発症・進展の防止
- 薬物療法とともに，食事・運動療法を行う．

4）主な治療薬（付表9-1参照）
（1）インスリン製剤
- ヒトインスリン製剤と一部を修飾したインスリンアナログ製剤がある．
- インスリン受容体に作用する．
- 注射剤で1型糖尿病に用いる．

（2）経口糖尿病薬
- 経口投与により消化管から吸収される．
- 血漿タンパク質と結合するものが多いので，他の薬物との相互作用に注意する．

☐ **スルホニル尿素（SU）薬**
- 膵臓β細胞のSU受容体に結合して，ATP依存性K^+チャネルを遮断し，内因性インスリン分泌を促進する．
- 1型糖尿病には無効で，2型糖尿病に用いる．
- 主な薬物：トルブタミド，クロルプロパミド，グリクラジド，グリベンクラミド，グリメピリドなど

☐ **速効型インスリン分泌促進薬**
- SU薬と同様に，β細胞のSU受容体に作用してインスリン分泌を促進する．
- 吸収が速く，作用発現が速い．
- 主な薬物：ナテグリニド，ミチグリニド

☐ **α-グルコシダーゼ阻害薬**
- デンプン（多糖類）はα-アミラーゼにより二糖類に，α-グルコシダーゼによって単糖類に分解された後に吸収される．
- α-グルコシダーゼを阻害して，多糖類や二糖類の腸管からの吸収を抑制する．
- 食前の投与で，食後の高血糖を抑えることができる．
- 主な薬物：アカルボース（α-アミラーゼ阻害作用もある），ボグリボース，ミグリトール

☐ **インスリン抵抗性改善薬**
- 2型糖尿病のインスリン抵抗性を改善する．
- 肝臓における糖新生を抑制し，末梢組織（とくに骨格筋）における糖の取り込みを高め血糖を低下させる．
- 主な薬物：ピオグリタゾン

☐ **ビグアニド薬**
- 肝臓での糖新生の抑制，糖の腸管吸収の抑制，末梢組織の糖利用の促進

α-アミラーゼ
デンプン，グリコーゲンなどに作用し，α-1,4-グルコシド結合を加水分解する酵素の総称．分子中任意の箇所で切断するendoamylase型は，水解産物の還元性残基がα-配位をとるのでα-アミラーゼという．唾液，膵臓，麦芽などに局在する．

α-グルコシダーゼ
マルターゼともいう．非還元末端のα-D-グルコシド結合を加水分解する酵素の総称．ヒト腸粘膜には，5種類のα-グルコシダーゼが分離され，腸管における消化・吸収に関与している．

などにより血糖を低下させる.
- 主な薬物：ブホルミン，メトホルミン

□アルドース還元酵素阻害薬
- グルコースからソルビトールへの変換を阻害し，細胞内ソルビトールの蓄積を減少させる.
- ソルビトール蓄積による糖尿病合併症を軽減する.
- 主な薬物：エパルレスタット

9-3 脂質代謝異常に用いる薬物

高脂血症：

1）病態と分類
- 血中の**総コレステロール**，**低密度リポタンパク質(LDL)コレステロール**，**中性脂肪(トリグリセリド)**のいずれかが標準以上に増加した疾患である.
- 遺伝的要因が強く，家族性と呼ばれる**原発性高脂血症**と，疾患や薬物，食生活に起因する**続発性高脂血症**に分類される(表9-2).

2）症状
- 多くは無症状である.
- コレステロール上昇によりアキレス腱肥厚，眼瞼黄色
- トリグリセリド上昇により急性膵炎，脂肪肝

3）治療目的
- 高コレステロール血症により動脈硬化が進展して心筋梗塞や脳梗塞の発症防止
- 薬物療法とともに，食事・運動療法を行う.

4）主な治療薬(付表9-1参照)
□ヒドロキシメチルグルタリルCoA(HMG-CoA)還元酵素阻害薬
- 肝臓でのコレステロール生合成(メバロン酸代謝経路)の律速酵素である**HMG-CoA還元酵素**を阻害し，血中コレステロールを低下させる.
- 血中トリグリセリドも低下させる.

表9-2 続発性高脂血症の分類

高コレステロール血症	高トリグリセリド血症
甲状腺機能低下症，ネフローゼ症候群，原発性胆汁性肝硬変，閉塞性黄疸，糖尿病，クッシング症候群，薬物(利尿薬，β遮断薬，シクロスポリン，糖質コルチコイド，経口避妊薬)	飲酒，肥満，糖尿病，クッシング症候群，尿毒症，全身性エリテマトーデス，血清タンパク質異常症，薬物(利尿薬，非選択性β遮断薬，糖質コルチコイド，卵胞ホルモン)

総コレステロール
コレステロールは生体内の脂質の一種で，脂肪酸と結合したエステル型と，分かれた遊離型があり，2つを合わせて総コレステロールという．コレステロールは，細胞膜の構築成分，血管の強化や維持に重要である．

中性脂肪
脂肪酸とグリセロールとがエステル結合した化合物の総称．グリセリドともいう．単純脂質の一つ．

HMG-CoA還元酵素
コレステロール生合成経路におけるヒドロキシメチルグルタリルCoA(HMG-CoA)からのメバロン酸合成の反応を触媒する酵素．この酵素の阻害薬は，コレステロール生合成を抑制し，細胞内コレステロール量を低下させる．

- 主な薬物：スタチン類（プラバスタチン，シンバスタチン，フルバスタチンなど）

□陰イオン交換樹脂
- 腸管内で胆汁酸と結合して糞中排泄を増大させるため，肝臓で胆汁酸合成が促進し，原料であるコレステロールが消費されて血中コレステロールが低下する．
- 主な薬物：コレスチラミン，コレスチミド

□フィブラート系製剤
- 核内のペルオキソーム受容体αを活性化し，**脂肪酸のβ酸化**を亢進させて肝臓でのトリグリセリドの合成抑制や分解促進により，主に血中中性脂肪を低下させる．
- 主な薬物：**クロフィブラート**，**クリノフィブラート**，**ベザフィブラート**など

□ニコチン酸誘導体
- 消化管からのコレステロールと中性脂肪の吸収抑制作用，コレステロールの胆汁中への異化排泄促進作用，中性脂肪の分解促進作用，脂肪組織からの脂肪酸動員抑制作用により血中コレステロール，トリグリセリドを低下させる．
- 主な薬物：ニコモール，ニセリトロール

□コレステロールトランスポーター阻害薬
- 小腸のコレステロールトランスポーターを阻害し，コレステロール吸収を抑制する．
- HMG-CoA還元酵素阻害薬との併用で相乗的なコレステロール低下が得られる．
- 主な薬物：エゼチミブ

□その他
①プロブコール：コレステロールの胆汁中への異化排泄促進作用により，血中コレステロールを低下させる．
②イコサペント酸エチル：コレステロールと中性脂肪の消化管からの吸収抑制作用などにより，血中コレステロールとトリグリセリドを低下させる．

9-4 プリン代謝異常に用いる薬物

高尿酸血症・痛風：

1）病態と分類
- 血中尿酸値が7.0mg/dL以上のものが**高尿酸血症**である．
- 高尿酸血症が持続し，関節内に尿酸塩が析出して起きる関節炎が**痛風**である．
- **プリン体**の分解亢進による尿酸合成の促進と腎臓における尿酸排泄低下により尿酸値が上昇する．

プリン体

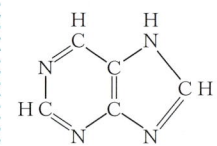

ピリミジン環とイミダゾール環との縮合環からなる複素環式化合物．プリン体化合物にはアデニン，グアニンなどの核酸の構成成分，尿酸として生体内に存在するもの，カフェイン，テオフィリン，テオブロミンなど薬理作用を持つものなどがある．

2）症状
- 無症候性高尿酸血症：尿酸値は高いが，身体症状はない．
- 痛風性関節炎：母趾関節などの下肢関節に起こりやすい．
- 尿酸結石，痛風腎など

3）治療目標
- 痛風関節炎，腎障害(痛風腎)や尿路結石の発症・進展の防止
- プリン体を多く含む飲食物(レバー，魚の干物，アルコールなど)の摂取制限

4）主な治療薬（付表9-1参照）

☐ **尿酸合成阻害薬**
- プリン代謝経路の最終段階に作用する**キサンチンオキシダーゼ**を阻害し，尿酸合成を抑制する．
- 主な薬物：アロプリノール

☐ **尿酸排泄促進薬**
- 尿細管における尿酸の再吸収を抑制し，尿酸の尿中排泄を促進する．
- 主な薬物：プロベネシド，ベンズブロマロン

☐ **痛風発作治療薬**
- 痛風発作の緩解と予防に用いる．
- 主な薬物：コルヒチン，非ステロイド性抗炎症薬(アスピリン，インドメタシン，ナプロキセン，オキサプロジン，プラノプロフェン，ケトプロフェン)，副腎皮質ホルモン製剤

☐ **その他**
- 高尿酸血症・痛風患者では酸性尿になると尿路結石が多い．尿pHが6.0未満の際には尿アルカリ化薬を併用する．
- 主な薬物：クエン酸カリウム・クエン酸ナトリウム配合剤

キサンチンオキシダーゼ
ヒポキサンチンを酸化してキサンチンを生じ，さらに尿酸に酸化する酵素．フラビン酵素の一種．

復習しよう！

1 糖尿病の治療で注射剤で用いるのはどれか．
a インスリン
b トルブタミド
c ナテグリニド
d アカルボース

2 骨粗鬆症の治療で補充療法として用いるのはどれか．
a ビタミンD
b カルシトニン
c エストロゲン
d ビスホスホネート

3 尿酸合成を阻害するはどれか．
a コルヒチン
b プロベネシド
c アロプリノール
d ベンズブロマロン

＜解答＞
1：a
2：c
3：c

付表 9-1　代謝異常に用いる薬物

分類	一般名	商品名	特徴・副作用
骨粗鬆症治療薬	□卵胞ホルモン(エストロゲン)製剤		
	□エストラジオール	□エストラダーム貼付剤，エストラーナ貼付剤	□ホルモン補充療法 □貼付剤は下腹部または臀部に貼付 □乳癌の危険性
	□エストリオール	□エストリール錠	
	□活性型ビタミン D_3 製剤		
	□カルシトリオール	□ロカルトロールカプセル	□Ca・骨代謝改善効果を示す． □老人性骨粗鬆症に有効 □高 Ca 血症，高 Ca 尿症に注意 □カルシトリオールは速効性
	□アルファカルシドール(カルシトリオールのプロドラッグ)	□アルファロール散／カプセル／液，ワンアルファ錠	
	□ビタミン K_2 製剤		
	□メナテトレノン	□グラケーカプセル	□骨形成促進と骨吸収抑制の両作用を示す． □ワルファリンとは併用投与しない．
	□カルシトニン製剤		
	□エルカトニン	□エルシトニン注	□血清 Ca 低下作用は強い． □骨粗鬆症における疼痛に有効
	□サケカルシトニン(合成)	□カルシトラン注，サーモトニン筋注	
	□ビスホスホネート製剤		
	□アレンドロン酸ナトリウム水和物	□フォサマック錠，ボナロン錠，オンクラスト注，テイロック注	□腰椎，大腿骨頭の骨密度を増加させる． □経口剤は骨粗鬆症，注射剤は悪性腫瘍による高 Ca 血症，乳癌の溶骨性骨転移疾患に有効 □高用量は石灰化抑制作用を示す． □口腔の不衛生，歯科処置の既往歴のある患者などでは，顎骨壊死・顎骨骨髄炎の発症のおそれがある．
	□リセドロン酸ナトリウム水和物	□アクトネル錠，ベネット錠	
	□エチドロン酸二ナトリウム	□ダイドロネル錠	
	□インカドロン酸二ナトリウム水和物	□ビスフォナール注	
	□ゾレドロン酸水和物	□ゾメタ注	
	□パミドロン酸二ナトリウム	□アレディア注	
	□その他		
	□ラロキシフェン塩酸塩	□エビスタ錠	□選択的エストロゲン受容体モジュレーターである． □乳癌，子宮癌のリスクが少ない．
	□イプリフラボン	□オステン錠	□植物由来のフラボノイドである． □骨量減少の改善に有効
糖尿病治療薬	□インスリン製剤		
	□インスリン(遺伝子組換え)	□ヒューマログ注，ノボラピッド注，ノボリン R 注など	□作用発現時間や持続時間により超速効型から持効型製剤がある．
	□スルホニル尿素(SU)薬		
	□トルブタミド	□ブタマイド錠，ヘキストラスチノン錠／散	□作用時間が比較的短い． □高齢者に使用しやすい．
	□グリクラジド	□グリミクロン HA 錠／錠	□抗酸化作用もある．
	□グリベンクラミド	□オイグルコン錠	□SU 薬中で最も血糖降下作用が強い．

付表 9-1（つづき）

分類	一般名	商品名	特徴・副作用
糖尿病治療薬	☐速効型インスリン分泌促進薬		
	☐ナテグリニド	☐スターシス錠，ファスティック錠	☐吸収，作用発現，消失が速い． ☐SU薬より低血糖少ない．
	☐α-グルコシダーゼ阻害薬		
	☐アカルボース	☐グルコバイ錠	☐比較的軽症例に有効 ☐腹部膨満，放屁，下痢が起こる．
	☐ボグリボース	☐ベイスン錠	
	☐ミグリトール	☐セイブル錠	
	☐インスリン抵抗性改善薬		
	☐ピオグリタゾン塩酸塩	☐アクトス錠	☐肝機能障害に注意
	☐ビグアニド薬		
	☐ブホルミン塩酸塩	☐ジベトス錠	☐乳酸産生を増加させるので乳酸アシドーシスを防ぐ必要がある．
	☐メトホルミン塩酸塩	☐グリコラン錠，メルビン錠	
高脂血症治療薬	☐HMG-CoA還元酵素阻害薬		
	☐プラバスタチンナトリウム	☐メバロチン錠／細	☐コレステロール低下作用は強い． ☐高コレステロール血症に対する第1選択薬である．
	☐シンバスタチン	☐リポバス錠	
	☐陰イオン交換樹脂		
	☐コレスチラミン	☐クエストラン散	☐HMG-CoA還元酵素阻害薬との併用により効果的にコレステロールは低下する．
	☐コレスチミド	☐コレバイン粒／錠	
	☐フィブラート系製剤		
	☐クロフィブラート	☐ビノグラックカプセル	☐横紋筋融解症が重篤な副作用
	☐クリノフィブラート	☐リポクリン錠／細粒	
	☐その他		
	☐プロブコール	☐シンレスタール錠／散	☐抗動脈硬化作用がある．
	☐イコサペント酸エチル	☐エパデールカプセル	☐閉塞性動脈硬化症に有効
痛風治療薬	☐アロプリノール	☐ザイロリック錠	☐尿酸産生過剰型の高尿酸血症に用いる．
	☐プロベネシド	☐ベネシッド錠	☐多くの薬物の腎尿細管からの分泌を阻害し，排泄を抑制するので併用には注意する．
	☐ベンズブロマロン	☐ユリノーム錠	☐尿酸排泄作用が最も強い． ☐半減期が長く，他剤との相互作用が少ない． ☐重篤な肝障害に注意する．
	☐コルヒチン	☐コルヒチン錠	☐白血球の尿酸貪食作用と貪食好中球の脱顆粒を阻害する． ☐痛風以外の炎症には無効 ☐尿酸代謝には影響しない．

chapter 10　救急医療に用いる薬物

学習目標
- □ 各救急薬剤を作用機序から分類できる．
- □ 各救急薬剤を臨床応用により分類できる．
- □ 神経性ショックに対して適切な薬物を選択できる．
- □ 過換気症候群に対して適切な薬物を選択できる．
- □ 局所麻酔中毒に対して適切な薬物を選択できる．

救急薬剤：
　救急な処置や救急蘇生において用いられる薬物を救急薬剤と総称する．救急薬剤の種類は呼吸や循環の改善薬をはじめ抗痙攣薬や鎮静薬など多岐にわたるが，歯科治療中の全身的な偶発症は神経性ショック，過換気症候群，局所麻酔による中毒などが多いとされるため，心臓血管系に作用する薬物はとくに重要である．本章ではこれらを中心に適応される薬物について概説したが，これらの薬物は絶対的なものではなく，状況にあわせて薬物を選択することが重要である．また，他の重要な救急薬剤については付表にまとめた．

10-1　神経性ショック

　歯科治療中にしばしば起こる偶発症である．ショックとは進行性の末梢循環不全が起こった状態であり，進行すると不可逆性のショックに移行する．正常な循環を維持するのに必要な因子は，循環血液量，心拍出量，末梢血管抵抗の3つである（図10-1）が，なんらかの原因でこれらが失調することでショックが発生する．ショックには，その原因により数種類に分類されるが，歯科治療中に起こる大部分のショックは神経性ショックと呼ばれるものである．

　神経性ショックは局所麻酔薬の投与時に起こりやすく，不安による緊張

神経性ショック
主に疼痛が原因となって起こるため，神経性ショックは「疼痛性ショック」ともいわれる．

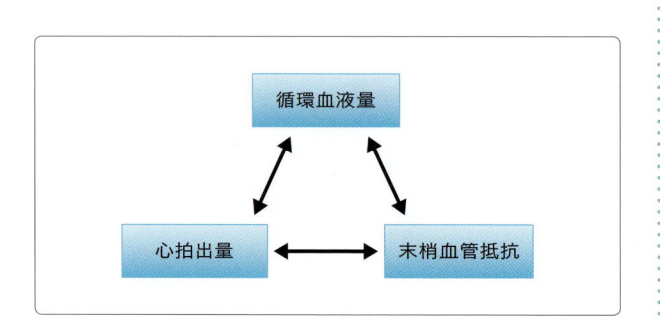

図10-1　正常な循環

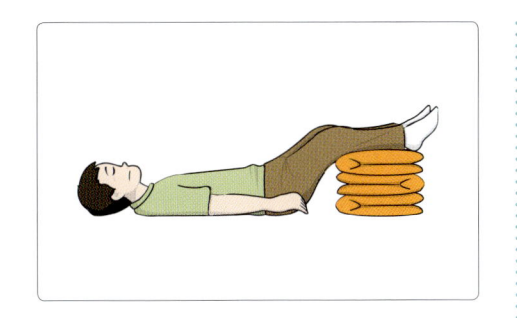

図10-2　ショック体位

状態時に疼痛が加わると迷走神経反射が起こり，急激に血圧が下降するとともに虚脱状態となり，進行すれば意識が消失する．

　顔面蒼白，脱力，冷汗，不穏表情，無関心などはいずれも神経性ショックの症状であり，このときに**血圧低下**と**徐脈**を認めれば神経性ショックはほぼ確実である．この場合，ショック体位（図10-2）をとらせたのち，意識があれば経過観察を行うが，低血圧が回復しない場合は酸素吸入と救急薬剤の投与を試みる．

徐脈
不整脈の一種で，成人の安静時心拍数は一般に毎分60〜100回／分であるが，60回／分未満を徐脈という．

1）薬物分類（付表10-1参照）
エフェドリン，エチレフリン，アトロピンなど．

2）薬理作用
☐昇圧作用（エフェドリン，エチレフリン）
☐抗不整脈作用（アトロピン）

3）臨床応用
☐低血圧の改善（エフェドリン，エチレフリン）
☐徐脈の改善（アトロピン）

4）有害作用
☐動悸，興奮など（エフェドリン）
☐頻脈，口渇，排尿障害など（アトロピン）

5）作用機序
　エフェドリンは植物の麻黄から単離されたアルカロイドであり，ノルアドレナリンを遊離させる作用を持つ．エチレフリンは交感神経を刺激（α_1，β受容体）して血圧を上昇させる．一方，アトロピンはムスカリン受容体を遮断し副交感神経を抑制する．これにより心拍数が上昇する．

10-2 過換気症候群

不安やストレスが原因で発作的に過呼吸を起こした状態で，頻度は少なくない．若い女性に多く，過呼吸により血液中の二酸化炭素濃度が低下して呼吸性アルカローシスが生じる．また，呼吸困難や手足のしびれ(**助産婦の手**)や筋の硬直がみられる場合もある．歯科治療における恐怖や緊張が背後にあるため，不安の除去に努めるとともに，紙袋などを口に当てて呼気を再呼吸させる(**ペーパーバッグ法**)ことで症状は改善するが，過呼吸が治まらなければ抗不安薬(マイナートランキライザー)の投与を試みる．

〔歯科恐怖症〕

歯科治療に対して必要以上に大きな不安・恐怖を抱く患者さんがおり，それらは一般に「歯科恐怖症」といわれる．タービンやエンジンの音，局所麻酔薬の注射器，スケーラーや探針などの先端の尖っている器具，さらにはユージノールの匂いにさえ恐怖を感じる患者さんである．一般に幼児期の歯科治療の経験がトラウマ(PTSD：p.55を参照)になっているといわれている．とくに幼児期に無理やり押さえつけられたり，無理やり開口させられたりして疼痛が加わるような歯科治療を受けた経験を持つ患者さんに多いといわれる．小児の治療にあたっては保護者への治療の説明だけでなく，小児本人への説明も絶対に必要であり，たとえ小児が治療の内容を十分に理解できないにせよ，なぜこの治療が必要になるのか理解してもらうように最大限努力するべきである．

1）薬物分類（付表10-2参照）

ジアゼパムなどのベンゾジアゼピン系薬物が第一選択されることが多い．

2）薬理作用

☐抗不安作用
☐抗痙攣作用
☐筋弛緩作用
☐催眠作用

3）臨床応用

☐歯科恐怖症における静脈内鎮静法

4）有害作用と作用機序

⇒（Ⅱの chapter 1 「向精神薬」を参照）

10-3 局所麻酔中毒

誤って局所麻酔薬を血管内に注射した場合など，局所麻酔薬の血中濃度が急激に上昇した場合に起こる．初期には頭痛，興奮，顔面紅潮，血圧上

助産婦の手

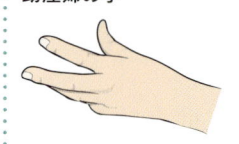

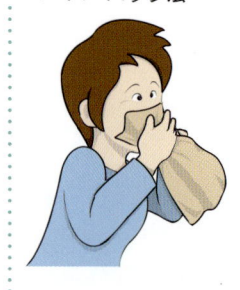

ペーパーバッグ法

ベンゾジアゼピン

ジアゼパムなどのベンゾジアゼピン系の薬物の中枢神経抑制作用は比較的穏和なため「マイナートランキライザー」と呼ばれることもある．一方，精神病の治療薬は「メジャートランキライザー」と呼ばれることが多い．

昇などの中枢神経刺激症状がみられ，末期では血圧低下，徐脈，昏睡，痙攣が現れ，重篤な場合は呼吸停止と心停止に至る．局所麻酔中毒と診断されたら，直ちに治療を中止して気道の確保と酸素吸入を行うとともに，血圧低下，徐脈，痙攣，興奮などが認められれば対応する救急薬剤の投与を試みる．

1) 薬物分類
エフェドリン，ドパミン，アトロピン，ジアゼパムなど．

2) 薬理作用
☐昇圧作用（エフェドリン，ドパミン）
☐抗不整脈作用（アトロピン）
☐抗不安作用（ジアゼパム）
☐抗痙攣作用（ジアゼパム）
☐筋弛緩作用（ジアゼパム）
☐催眠作用（ジアゼパム）

3) 臨床応用
☐低血圧の改善（エフェドリン，エチレフリン）
☐徐脈の改善（アトロピン）
☐痙攣の解除（ジアゼパム）

4) 有害作用
☐麻痺性イレウス，末梢虚血，心室性期外収縮（ドパミン）
☐動悸，興奮など（エフェドリン）
☐頻脈，口渇，排尿障害など（アトロピン）
☐ジアゼパムの有害作用
　⇒（Ⅱのchapter 1 「向精神薬」を参照）

5) 作用機序
ドパミンは内因性カテコールアミンであり，中等量では心収縮力と心拍出が増大し，大量投与では α 作用により血圧を上昇させる．

麻痺性イレウス
腸に器質的な疾患がないにもかかわらず腸管の運動が麻痺して，腸の中の内容物が移動しない状態．そのため腸内に便やガスが溜まってくる．抗精神病薬，抗うつ薬，パーキンソン病治療薬などの長期投与で発現する場合がある．

復習しよう！

1 エフェドリンの薬理作用は何か.
a 抗痙攣作用
b 鎮痛作用
c 昇圧作用
d 鎮静作用

2 徐脈の改善に有効な薬物はどれか.
a アトロピン
b ペンタゾシン
c ジアゼパム
d ニフェジピン

3 過換気症候群に対する対応で適切なのはどれか.
a 酸素吸入
b ジアゼパムの静注
c レボドパの静注
d ノルアドレナリンの静注

4 呼吸抑制が起こった場合に用いられる薬物はどれか.
a モルヒネ
b リドカイン
c ジモルホラミン
d ニトログリセリン

5 心室性期外収縮に有効な薬物はどれか.
a リドカイン
b ナロキソン
c ジフェンヒドラミン
d フェノバルビタール

6 降圧薬はどれか.
a ドパミン
b アドレナリン
c イソプロテレノール
d ニカルジピン

7 局所麻酔中毒による痙攣発作に有効な薬物はどれか.
a テオフィリン
b ドキサプラム
c ジアゼパム
d エチレフリン

8 20歳の女性．歯科診療中に喘息発作を起こした．使用するのはどれか.
a ブトキサミン
b アドレナリン
c ジアゼパム
d アスピリン

9 アナフィラキシーショックの治療に用いるのはどれか.
a アトロピン
b ニフェジピン
c アドレナリン
d ミダゾラム

10 神経性ショックで正しいのはどれか.
a 強度の精神的ストレスが誘因となる．
b 頻脈がみられる．
c 顔面紅潮がみられる．
d ジクロフェナクナトリウムが有効である．

＜解答＞
1 : c
2 : a
3 : b
4 : c
5 : a
6 : d
7 : c
8 : b
9 : c
10 : a

chapter 10 救急医療に用いる薬物

付表 10-1 循環系に作用する薬物

種 類	一般名	特 徴
□昇圧薬	□エフェドリン	40mg/mL を10mL に希釈し，1〜2mL ずつ静注
	□エチレフリン	10mg/mL を10mL に希釈し，1〜2mL ずつ静注
	□ドパミン	2μg/kg/分で持続静注．最大20μg/kg/分まで
	□ドブタミン	2μg/kg/分で持続静注．最大20μg/kg/分まで
	□フェニレフリン	1mg/mL を10mL に希釈し，1〜2mL ずつ静注
	□イソプロテレノール	0.01〜0.2μg/kg/分で持続静注
	□アドレナリン	1mg/mL を10mL に希釈し，1〜2mL ずつ静注
	□ノルアドレナリン	0.1〜0.2μg/kg/分で持続静注
□降圧薬	□ニカルジピン	10〜30μg/kg を静注
	□ジルチアゼム	10mg を1分間で緩徐に静注
	□ニフェジピン	5〜10mg 内服
	□ニトロプルシドナトリウム	0.5〜2.0μg/kg/分で持続静注
	□レセルピン	0.1〜0.5mg 筋注
□冠血管拡張薬	□ニトログリセリン	0.3mg/1 Tab を1〜2錠，または0.3mg を1回噴霧，または0.1〜0.2μg/kg/分で持続静注
	□硝酸イソソルビド	1.25mg を1回噴霧
□抗不整脈薬	□アトロピン硫酸塩水和物	0.005〜0.01mg/kg を静注
	□イソプロテレノール	0.01〜0.5μg/kg/分で持続静注
	□リドカイン塩酸塩	1〜2mg/kg を静注
	□ベラパミル	2.5〜5mg を緩徐に静注
	□ジソピラミド	1〜2mg/kg を緩徐に静注
	□メキシレチン	125mg（1A）を緩徐に静注
	□プロプラノロール	0.5〜2.0mg を緩徐に静注

（石田 甫ほか編：歯科薬理学，第5版，2005，医歯薬出版，東京より改変）

付表 10-2 神経系に作用する薬物

種 類	一般名	特 徴
□抗痙攣薬	□フェノバルビタール	2〜5mg/kg を皮下注・静注
	□フェニトイン	125〜250mg を静注
	□ジアゼパム	5〜20mg を静注
	□ミダゾラム	2.5〜10mg を静注
□鎮痛薬	□モルヒネ塩酸塩	5〜10mg を筋注・静注
	□ペンタゾシン	15〜30mg 筋注・静注
	□ブトルファノール	0.02〜0.04mg を静注
	□ブプレノルフィン	0.2〜0.3mg を静注 心筋梗塞時は0.2mg を緩徐に静注
□抗不安薬	□ジアゼパム	1回5〜10mg を筋注・静注
	□ミダゾラム	0.05〜0.1mg/kg を筋注・静注

（石田 甫ほか編：歯科薬理学，第5版，2005，医歯薬出版，東京より改変）

chapter 11 歯内療法に用いる薬物

学習目標
- □歯科専用薬を分類できる．
- □歯内療法を説明できる．
- □歯内療法薬を作用機序から分類できる．

11-1　歯内療法薬：う蝕に使用される薬物

う蝕とは：
　エナメルや象牙質という歯の硬組織が口腔内細菌の産生する酸により歯からカルシウム塩を溶出して軟化(脱灰)させて，歯の内部にまで細菌感染させてしまう疾患である．歯科治療の主要な疾患の一つである．治療はう蝕の進行程度によりエナメル，象牙層，歯髄，根尖部での保存的・外科的処置が施される(図11-1)．

1) 薬物分類
- □象牙質知覚過敏症鎮痛剤
- □歯髄鎮静剤
- □覆髄剤
- □歯髄失活剤
- □歯髄乾屍剤
- □根管治療剤
- □根管充填剤
- □う蝕予防薬

2) 象牙質知覚過敏症鎮痛剤
　歯の摩耗，歯肉の退縮，う蝕などにより象牙質が露出すると，機械的，化学的および温冷刺激に対して知覚が過敏になり，一過性の痛みを発する(象牙質知覚過敏症)(図11-2)．この象牙質知覚過敏症による痛みを抑制する薬物．
(1)種類(付表11-1参照)
- □塩化亜鉛製剤
- □フッ化ジアンミン銀
- □パラホルム製剤
- □フッ化物製剤

chapter 11 歯内療法に用いる薬物

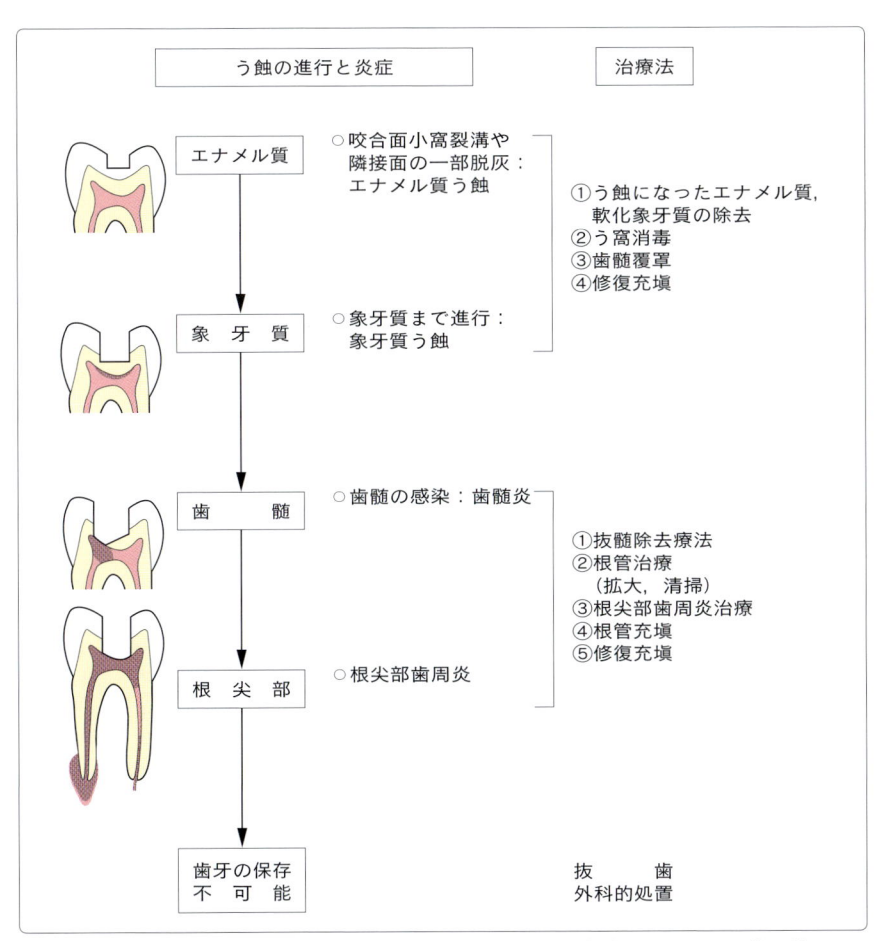

図11-1 う蝕の進行と治療法(伊藤春生ほか：歯科衛生士教育マニュアル，薬理学，クインテッセンス出版，1986より引用)

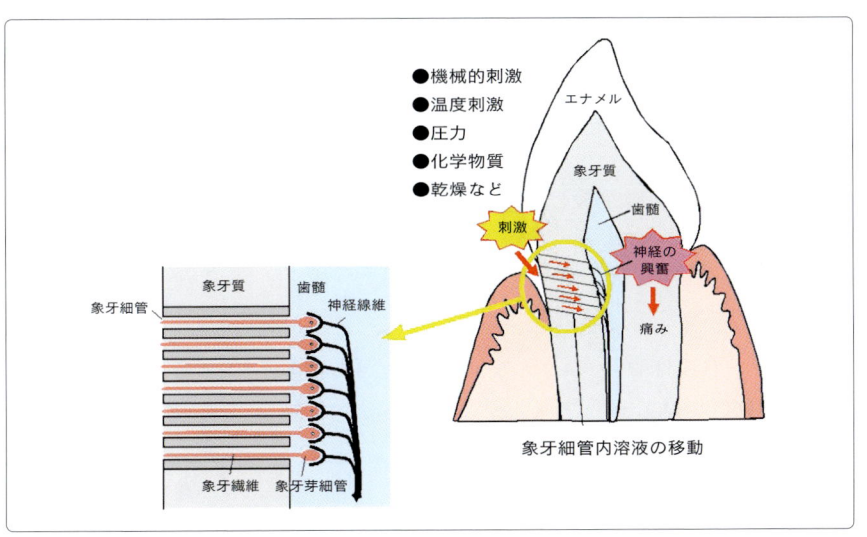

図11-2 象牙質知覚過敏症のメカニズム(動水力学説)(深川優子，安田 登．チームで取り組む象牙質知覚過敏症〜しみる！痛い！にどう対応？ クインテッセンス出版，2006，山本 寛，須田英明，日本歯科評論，1996；642：83-99より引用改変)

象牙質知覚過敏症の発症メカニズム
動水力学説が一番有力な学説であり，象牙質に加えられたさまざまな刺激(機械的刺激，温度刺激，圧力，化学物質，乾燥など)により，象牙質内の象牙細管内液が移動して，歯髄側の神経を興奮させる説

3）歯髄鎮静剤

う蝕によって象牙質にできた穴（う窩）の感染象牙質を除去した後，象牙細管中の殺菌と疼痛を抑制する目的で使用する薬物．

（1）種類（付表11−1参照）
☐フェノール製剤
☐パラクロロフェノール製剤
☐チモール製剤
☐グアヤコール製剤

4）覆髄剤

う蝕のため露出したときに歯髄を保護する薬物．間接覆髄剤と直接覆髄剤がある．その他の歯髄の保護剤として**裏層剤**がある．

（1）種類（付表11−1参照）
☐**間接覆髄剤**
　酸化亜鉛ユージノール製剤，酸化亜鉛クレオソート製剤
☐**直接覆髄剤**
　水酸化カルシウム製剤
☐**裏層剤**
　ユージノール製剤，カルボキシレート製剤，アパタイト製剤，水酸化カルシウム製剤，光重合グラスアイオノマーセメント（図11−3）．

（2）作用機序
☐**間接覆髄剤**
　露髄はない状態で，薄くなった象牙質の面に貼り付けて第二象牙質（歯根完成後に作られる象牙質）の形成を促進させ，歯髄を保護する覆髄剤．
☐**直接覆髄剤**
　非感染性の露髄（歯髄が露出）や生活歯髄切断法による残存歯髄に直接貼り付けて，**第二象牙質の形成を促し，歯髄を保護する覆髄剤**．
☐**裏層剤**
　歯の修復に際して，修復物と歯の間に層を設けるもので歯髄保護の一手法である．

5）歯髄失活剤

感染などによって，歯髄が侵されて保存の見込みがない場合，鎮痛目的で歯髄を壊死（えし）させる薬物（図11−4）．

（1）種類（付表11−1参照）
☐三酸化ヒ酸（亜ヒ酸）製剤
☐パラホルムアルデヒド製剤

裏層
修復物と歯の間に層を設ける歯髄保護の一手法．塗布裏層（ライニング）と埋め立て・断熱裏層（ベース）がある．
ライニング：窩洞に開放する象牙細管開口部を物理的に封鎖し外来刺激が歯髄に伝わるのを防止する処置
ベース：窩洞が深い場合に深部を歯質と同等の熱伝導率のある修復剤で修復し，温度的刺激を避け，覆髄部の補強の埋め立てを行う処置

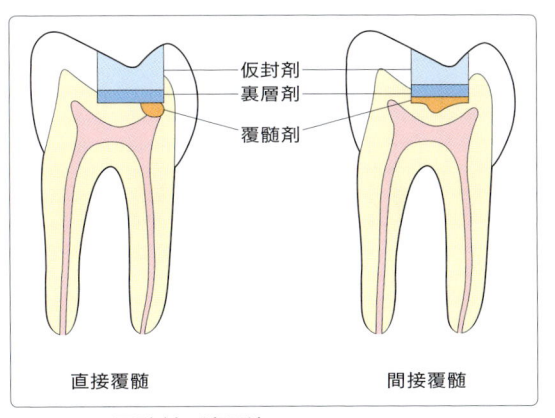

図11-3　覆髄剤の適用法（直接覆髄／間接覆髄）

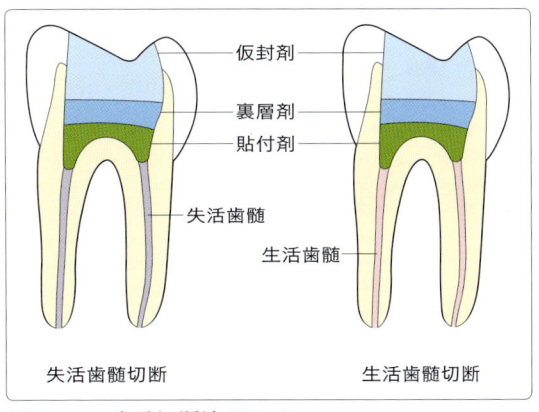

図11-4　歯髄切断法（断髄法）（失活歯髄切断／生活歯髄切断）

6）歯髄乾屍剤

失活歯髄切断（断髄）法において，壊死した歯髄を除去した後に根管内に残っている歯髄に作用させてミイラ化（制腐作用）して，根管内に保存しておく薬物．

（1）種類（付表11-1参照）
☐トリオジンクパスタ製剤

7）根管治療剤

感染根管の治療に用いられる薬物であり，根管内の汚物の清掃・消毒で使用する薬物（清掃剤）と狭窄根管の脂質の軟化，溶解のために使用する薬物（根管拡大・清掃剤）と，根管を消毒する（根管消毒薬）に分けられる（図11-5）．

（1）種類（付表11-1参照）
☐根管拡大・清掃剤
　次亜塩素酸ナトリウム，エデト酸（EDTA），クロラミン製剤，フェノールスルホン酸製剤
☐根管消毒薬
　グアヤコール製剤，パラクロロフェノール製剤，パラホルムアルデヒド製剤，ヨウ素化合物製剤，ホルマリン製剤，銀化合物製剤，抗生物質，フェノール製剤（図11-6）．

8）根管充填剤

抜髄，根管治療した後の根管内の空隙を充填し，根管内を無菌的に保存し，根尖部への細菌の侵入を防ぐ薬物．

（1）種類（付表11-1参照）
☐水酸化カルシウム製剤

失活歯髄切断法
歯髄除去の際，局所麻酔が使用できない患者に行う歯髄の一部除去療法．歯髄失活剤を用いて，無痛的に失活した病巣の歯髄を切断し，残った歯髄をミイラ化して根管内に防腐的に保存する処置法

生活歯髄切断法
歯髄の病巣が歯冠部の歯髄に限局している場合に，根管部までの歯髄を除去し，歯根部の歯髄を生存させる処置法

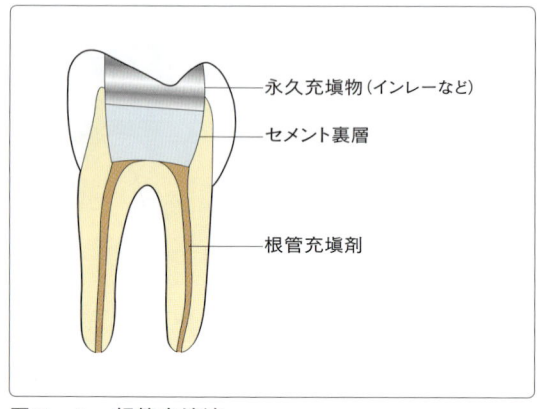

図11-5　根管充填法

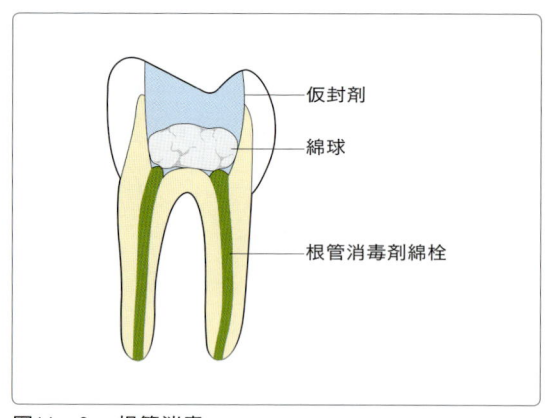

図11-6　根管消毒

□ヨードホルム製剤
□オキシパラ製剤
□トリオジンクパスタ製剤

9）う蝕予防薬

（1）種類（付表11-1参照）
□フッ化ナトリウム製剤
□リン酸酸性フッ化ナトリウム製剤
□フッ化ジアンミン銀製剤

（2）作用機序

　フッ素（F）およびフッ化物は歯質とくにエナメル質の**ハイドロキシアパタイト**とフッ素イオンが結合して酸に強い**フルオロアパタイト**となる．また，フルオロアパタイトは歯垢が付きにくいため，う蝕予防作用がある．

（3）有害作用

フッ素（LD$_{50}$：200mg／kg ラットへの経口投与時）

□慢性中毒
　斑状歯（歯牙フッ素症），骨硬化症（骨フッ素症）

□急性中毒
　胃腸障害（嘔吐），痙攣，呼吸困難，ショック

（4）応急処置

　グルコン酸カルシウム投与（経口，静脈内注射）と塩化カルシウムによる胃洗浄．

根管充填
歯髄（神経や血管などの組織）や感染歯質などを取り除いてきれいになった根管内に，細菌などが入らないように，最終的な詰め物である根管充填剤で埋める処置

ハイドロキシアパタイト
$Ca_{10}(PO_4)_6(OH)_2$

フルオロアパタイト
$Ca_{10}(PO_4)_6F_2$

付表11-1　歯内療法薬・う蝕予防薬

種類	薬物名	商品名と組成	臨床応用（効果）
☐象牙質知覚過敏症鎮痛剤	☐塩化亜鉛製剤	☐塩化亜鉛溶液	象牙質知過敏症の疼痛抑制
		☐クロル亜鉛液	
	☐銀化合物製剤	☐フッ化ジアンミン銀	
	☐パラホルム製剤	☐パラホルムアルデヒド	
	☐フッ化合物製剤	☐フッ化ナトリウム	
☐歯髄鎮静剤	☐フェノール製剤	☐フェノールカンフル（フェノールとd-カンフルの合剤）	う窩消毒と歯髄の疼痛抑制
		☐カンフル・カルボール（フェノールとd-カンフルと無水エチルアルコールの合剤）	
		☐フェノールチモール（フェノールとチモールとdl-メントールの合剤）	
	☐パラクロロフェノール製剤	☐クロロフェン（パラクロロフェノールとd-カンフルと無水エチルアルコールの合剤）	
	☐チモール製剤	☐歯科用チモールアルコール（20%チモール）	
	☐グアヤコール製剤	☐クレオドン（100%グアヤコール）	
☐覆髄剤（間接覆髄剤）	☐酸化亜鉛ユージノール製剤	☐ネオダイン（酸化亜鉛とユージノールの合剤）	間接覆髄
	☐酸化亜鉛クレオソート製剤	☐ノブダイン（酸化亜鉛とクレオソートの合剤）	
☐覆髄剤（直接覆髄剤）	☐水酸化カルシウム製剤	☐水酸化カルシウム（90%）	直接覆髄，根管充填
		カルビタール（水酸化カルシウム，ヨードホルム，スルファチアゾールグアノフラシン，塩酸パラブチルアミノ安息香酸，ジエチルアミノエチルの合剤）	
	☐ホルマリンクレゾール製剤	☐パルパックV（クレゾール，ホルマリン，チョウジ油，酸化亜鉛の合剤）	小児歯科による仮封，鎮痛，直接覆髄
☐歯髄失活剤	☐三酸化ヒ酸（亜ヒ酸）製剤（現在発売されていない）	☐エーエス，エーエスブラック（三酸化ヒ素，塩酸プロカイン，塩酸ジブカインの合剤）	歯髄の鎮痛目的での壊死（歯髄失活）
		☐ネオアルゼンブラック（三酸化ヒ素，塩酸ジブカイン，dl-塩酸メチルエフェドリン，テーカイン，ベンジルアルコールの合剤）	
	☐パラホルムアルデヒド製剤	☐ネオパラホルムパスタ（パラホルムアルデヒド，塩酸ジブカイン，ベンジルアルコールの合剤）	

付表11-1（つづき）

種類	薬物名	商品名と組成	臨床応用（効果）
☐歯髄乾屍剤	☐トリオジンクパスタ製剤	☐ネオトリオジンクパスタ「セキネ」二号 （パラホルムアルデヒド，チモールの合剤）	歯髄のミイラ化，根管充填
		☐ネオトリオヂンクパスタ （パラホルムアルデヒド，無水硫酸亜鉛，乾燥硫酸アルミニウムカリウム，酢酸亜鉛，クレゾール，フェノール，クレオソートの合剤）	
☐根管清掃・拡大剤	☐次亜塩素酸ナトリウム製剤	☐歯科用アンチホルミン （3％次亜塩素酸ナトリウム）	根管清掃・消毒
		☐ヒポクロリットンソリューション10％ （10％次亜塩素酸ナトリウム）	
	☐クロラミン製剤	☐歯科用クロラミン （1％クロラミン）	根管清掃・消毒
	☐エデト酸（EDTA）製剤	☐歯科用モルホニン （エデト酸ナトリウム，セトリミドの合剤）	根管拡大
	☐フェノールスルホン酸製剤	☐歯科用PSS （70％　フェノールスルホン酸）	根管拡大・清掃
☐根管消毒剤	☐グアヤコール製剤	☐クレオドンパスタ （95％　グアヤコール）	根管消毒（殺菌）
	☐パラクロロフェノール製剤	☐メトコール （パラクロロフェノール，グアヤコールの合剤）	
	☐パラホルムアルデヒド製剤	☐ペリオドン （パラホルムアルデヒド，塩酸ジブカインの合剤）	
	☐ヨウ素化合物製剤	☐ヨードヨード亜鉛 （ヨウ素，ヨウ化亜鉛の合剤）	
		☐ヨードカルボール （ヨードチンキ，液状フェノールの合剤）	
		☐ヨードホルム （99％ヨードホルム）	
	☐ホルマリン製剤	☐ホルマリン・クレゾール （ホルマリン，クレゾールの合剤）	根管消毒
		☐ホルマリン・グアヤコール （ホルマリン，グアヤコールの合剤）	
	☐銀化合物製剤	☐アンモニア銀 （3％アンモニア銀）	
		☐フッ化ジアンミン銀 （3.8％フッ化ジアンミン銀）	
	☐抗生物質	☐歯科用クロラムフェニコール （クロラムフェニコール，アミノ安息香酸エチル，パラオキシ安息香酸エチル，プロピレングリコールの合剤）	

付表11-1（つづき）

種類	薬物名	商品名と組成	臨床応用（効果）
☐根管消毒剤	☐フェノール製剤	☐歯科用フェノールカンフル（う窩消毒薬を参照）	根管消毒
		☐歯科用フェノールカンフル（う窩消毒薬を参照）	
	☐チモール製剤	☐歯科用チモールアルコール（う窩消毒薬を参照）	
☐根管充填剤	☐水酸化カルシウム製剤	☐水酸化カルシウム（直接覆髄剤を参照）	根管充填，直接覆髄
	☐オキシパラ製剤	☐オキシパラ「ムラカミ」（酸化亜鉛，無水硫酸亜鉛，チモール，アミノ安息香酸エチル，パラホルムアルデヒド，クレゾール，クレオソート，ホルマリンの合剤）	
	☐ヨードホルム製剤	☐クリワン（パラクロロフェノール，カンフル，メントール，ヨードホルム，精製ラノリン，グリセリンの合剤）	
	☐トリオジンクパスタ製剤	☐ネオトリオジンクパスタ（歯髄乾屍剤を参照）	
☐う蝕予防薬	☐フッ化ナトリウム製剤	☐フッ化ナトリウム液（2％フッ化ナトリウム）	う蝕の予防
	☐リン酸酸性フッ化ナトリウム製剤	☐リン酸酸性フッ化ナトリウム液（フッ化ナトリウム，リン酸，カルボキシメチルセルロースナトリウムの合剤）	
	☐フッ化ジアンミン銀製剤	☐フッ化ジアンミン銀（象牙質知覚過敏症鎮痛薬を参照）	

復習しよう！

1 歯内療法薬はどれか．
a 腐蝕剤
b 覆髄剤
c 歯周包帯剤
d 歯肉マッサージ剤

2 象牙質知覚過敏症の治療薬を2つ選べ．
a フッ化ジアンミン銀
b 水酸化カルシウム製剤
c エデト酸
d パラホルム製剤

3 直接覆髄剤はどれか．
a 酸化亜鉛ユージノール
b 水酸化カルシウム製剤
c 酸化亜鉛クレオソート製剤
d トリオジンクパスタ

4 歯髄失活剤はどれか．
a 亜ヒ酸製剤
b トリオジンクパスタ
c グアヤコール製剤
d 次亜塩素酸ナトリウム

5 歯髄鎮静剤はどれか．
a 亜ヒ酸製剤
b トリオジンパスタ
c グアヤコール製剤
d 次亜塩素酸ナトリウム

6 根管消毒薬はどれか．
a 亜ヒ酸製剤
b トリオジンクパスタ
c グアヤコール製剤
d 次亜塩素酸ナトリウム

＜解答＞
1：b
2：aとd
3：b
4：a
5：c
6：d

chapter 12 歯周療法に用いる薬物

学習目標
- ☐ 歯周療法を説明できる．
- ☐ 歯周療法薬を分類できる．
- ☐ 歯周療法薬の薬理作用を説明できる．
- ☐ 歯周療法薬の臨床応用を説明できる．
- ☐ 歯周療法薬の有害作用を説明できる．

12-1 歯周療法薬

歯周疾患とは：

　歯肉炎や歯周炎など，歯肉辺縁部に起きる炎症性疾患である．歯肉からの出血，排膿，腫脹や歯周組織の炎症症状が特徴である．

☐ **歯肉炎**

　歯肉線維とセメント質との結合に破壊がなく，付着上皮の先端はほぼ正常にセメント-エナメル質境界に位置する．炎症は歯肉組織に限局したもので，歯根膜や歯槽骨にも変化がない．病因は，細菌性プラークの蓄積である．

☐ **歯周炎**

　歯肉炎と同様に歯肉の炎症症状があるが，相違点として歯根セメント質と周囲組織をつなぐ歯肉線維が破壊されて付着を失うアタッチメントロスが生じる．これによって歯周ポケットが形成される．さらに症状が進むと，歯槽骨に骨吸収が起きて歯が動揺し最終的には脱落する．病因は，生体側因子とプラーク中の細菌側因子の両方が関与すると考えられる（図12-1）．

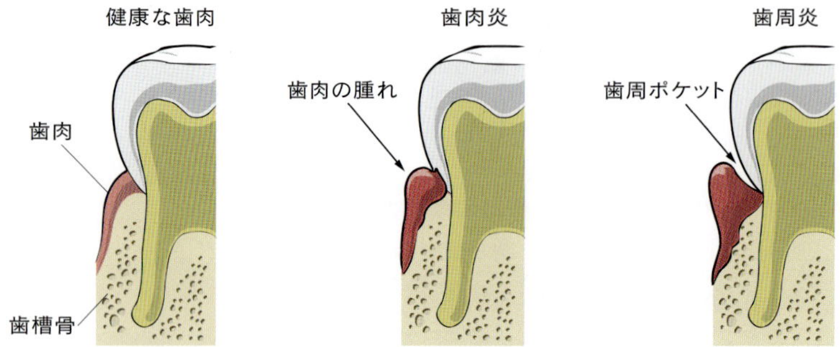

> **歯周組織**
> 歯肉，歯根膜，セメント質，歯槽骨で構成されている．

図12-1　歯肉炎と歯周炎におけるポケットの変化

＜歯周療法＞

治療は，①炎症の鎮静化，②アタッチメントロスの進行抑制，③アタッチメント（歯肉上皮とセメント質の付着）の再生，を目的として行われる．その一環で，プラークコントロールやスケーリング・ルートプレーニングが行われる．また，外科的処置として歯肉の切開・剥離（フラップ手術）を行う場合もある．

アタッチメントの再生には，**組織誘導再生法**（GTR法）などが現在導入されている．

> **組織誘導再生法**
> 歯周組織を再生させる治療法．セメント質新生やセメント質との付着などをもたらすメンブレン（ゴアテックスなど）を設置する術式

＜歯周療法に使用される薬物＞

歯周療法に用いられる薬物は，大きく以下の2つに分類することができる．

① 細菌性プラークのコントロールに用いられるもので，抗生物質，消毒薬（⇒Ⅱ-chapter 6「病原微生物に対する薬物」を参照）など

② その他の治療処置に対応して用いられるもので，腐蝕薬，歯科用軟膏剤，歯周包帯剤，歯肉マッサージ剤など

しかしながら，歯周療法は外科的処置やスケーリング・ルートプレーニングなどが主流であり，薬物は補助的使用に過ぎない．

1）腐蝕剤

腐蝕剤は，局所に適用し，細胞タンパクの凝固・溶解などにより細胞の生活機能を破壊して壊死を起こす．

（1）薬物分類（付表12-1参照）

☐ 強酸類
　トリクロル酢酸，硫酸，塩酸，硝酸，乳酸

☐ 強アルカリ類
　水酸化ナトリウム，水酸化カリウム

☐ 重金属類
　硝酸銀，フッ化ジアンミン銀，塩化亜鉛

（2）歯科臨床応用

☐ 歯周疾患やアフタ性口内炎における不良肉芽の除去
　（現在では使用はない）

☐ 象牙質知覚過敏症治療

（3）有害作用

☐ 正常歯周組織の腐蝕

2）歯科用軟膏剤

歯周病の急性期症状の局所処置に使用し，①炎症症状を抑える目的で副腎皮質ホルモン（ステロイド性抗炎症薬）やエピジヒドロコレステリン，②

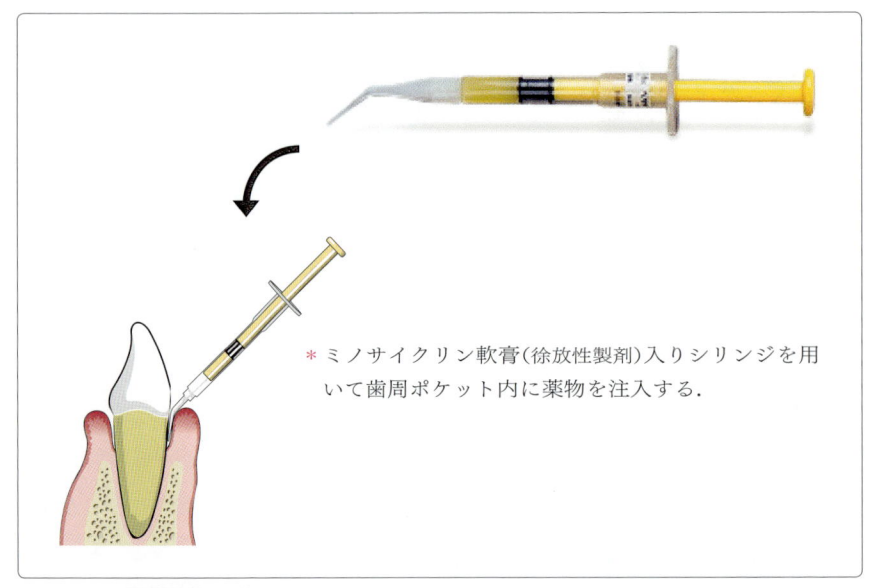

図12-2　局所薬物配送システム

＊ミノサイクリン軟膏(徐放性製剤)入りシリンジを用いて歯周ポケット内に薬物を注入する．

　プラーク細菌の抑制の目的で抗生物質やヒノキチオール(抗菌薬)，消毒薬などが用いられる．これらの薬剤を組み合わせて軟膏製剤となっているものが多い．

（1）薬物分類(付表12-1参照)
☐副腎皮質ホルモン製剤
　　ヒドロコルチゾン・ヒノキチオール配合剤
☐抗生物質製剤
　　エピジヒドロコレステリン・テトラサイクリン塩酸塩製剤，オキシテトラサイクリン塩酸塩・ヒドロコルチゾン製剤，ミノサイクリン軟膏
☐消毒薬製剤
　　クロルヘキシジン塩酸塩・ジフェンヒドラミン配合剤

（2）歯科臨床応用
☐歯肉患部への塗布
☐歯周ポケット内貼薬
　　歯周ポケット貼薬には，徐放性の製剤(少しずつ薬物を放出する)によって局所薬物濃度を長時間維持する局所薬物配送システム(Local Drug Delivery System；LDDS)が応用されることもある(図12-2)．

（3）有害作用
☐**副腎皮質ホルモン製剤**の長期使用による口腔カンジダ症，黒舌症などの菌交代現象
☐**テトラサイクリン製剤**によるエナメル質形成不全，歯の着色(胎児，小児)

DDS
Drug Delivery System の略．薬物配送システムのこと．必要な薬物を，必要な時間に，必要な部位で作用させるための工夫や技術である．

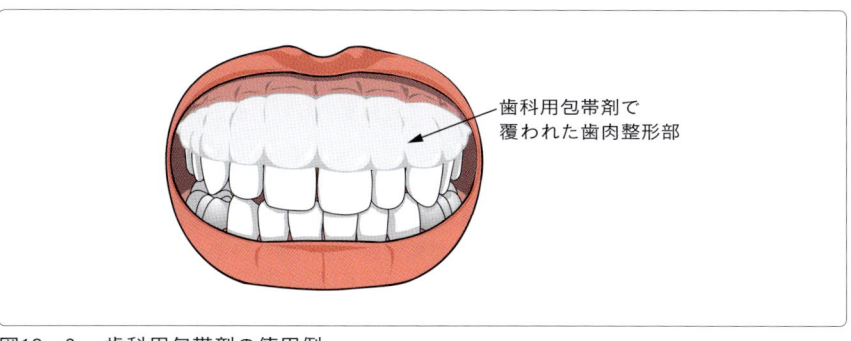

図12-3 歯科用包帯剤の使用例

3）歯周包帯剤
　歯科用包帯剤とも呼ばれる．歯周外科処置としてポケット搔爬術や歯肉剥離搔爬術（フラップ手術），また歯肉切除術や歯肉整形術，インプラント処置を行った後に，創面を覆い，種々の外部刺激から手術創を保護するために使用する（図12-3）．
（1）薬物分類（付表12-1参照）
☐ユージノール系
　酸化亜鉛・チョウジ油製剤
☐非ユージノール系
　酸化亜鉛・植物油（チモール）製剤

4）歯肉マッサージ剤
　歯肉のマッサージによって，歯肉の血行を改善して代謝を促す効果があると考えられている．その結果，歯肉炎の改善につながり，歯肉炎の予防や，歯周病治療後のケアにも有効とされる．機械的なマッサージだけでも効果があるが，薬物を併用することで組織賦活作用，軽度の消炎作用，血流促進作用などが期待される．ただし，一般的な歯周治療では現在あまり行われていない．
（1）薬物分類（付表12-1参照）
☐ヒノキチオール製剤
☐塩化ナトリウム製剤
☐塩化リゾチーム製剤
☐生薬チンキ製剤

> **歯周包帯**
> 外科的処置後，固く練って歯のアンダーカットに圧着させて固定する．

付表12-1　歯周療法に使用する薬物

種類		一般名（商品名）	特徴（副作用など）
腐蝕剤	□重金属製剤	□フッ化ジアンミン銀（サホライド）	□象牙質知覚過敏症治療，初期う蝕の進行抑制に使用 □タンパク凝固作用による腐蝕作用に注意
		□塩化亜鉛（カントップ用8％塩化亜鉛溶液）	□電気導入器（カントップ）用薬液として，象牙質知覚過敏症治療に使用 □タンパク凝固作用による腐蝕作用に注意
歯科用軟膏剤	□副腎皮質ホルモン製剤	□ヒドロコルチゾン酢酸エステル・ヒノキチオール配合剤（ヒノポロン）	□急性歯肉炎，辺縁性歯周炎治療 □ヒドロコルチゾンによる抗炎症作用と，ヒノキチオールによる抗菌作用
	□抗生物質製剤	□エピジヒドロコレステリン・テトラサイクリン塩酸塩（テトラサイクリン・プレステロン歯科用軟膏）	□歯周組織炎，口腔手術創，抜歯創の二次感染，感染性口内炎治療 □抗生物質テトラサイクリンによる抗菌作用と，エピジヒドロコレステリンによる抗炎症・鎮痛作用
		□オキシテトラサイクリン塩酸塩・ヒドロコルチゾン（テラ・コートリル軟膏）	□歯周組織炎，感染性口内炎治療 □ヒドロコルチゾンによる抗炎症作用と，オキシテトラサイクリンによる抗菌作用
		□ミノサイクリン塩酸塩歯科用軟膏（ペリオクリン，ペリオフィール）	□歯周組織炎治療 □歯周ポケット内注入
	□消毒薬製剤	□クロルヘキシジン塩酸塩・ジフェンヒドラミン配合剤（デスパコーワ）	□辺縁性歯周炎，アフタ性口内炎治療 □クロルヘキシジンによる殺菌作用とジフェンヒドラミン（抗ヒスタミン薬）による抗炎症作用．他に，ヒドロコルチゾンも含有．
歯周包帯	□ユージノール系	□酸化亜鉛・チョウジ油（サージカルパックN）	□散剤成分の酸化亜鉛（収斂作用，保護作用）と，液剤成分のチョウジ油（局所麻酔作用と弱い鎮痛作用，殺菌作用）を練和して用いる．練和すると次第に硬化してくる．
	□非ユージノール系	□酸化亜鉛・植物油（チモール）（Coe-Pak）	□国内では販売されてない（輸入）．

復習しよう！

1 歯周ポケットに局所薬物送達療法で使用する薬物はどれか．
a　チアラミド
b　塩化リゾチーム
c　フェノール
d　ミノサイクリン

2 腐食作用を示すのはどれか．
a　硝酸銀
b　ジフェンヒドラミン
c　ヒドロコルチゾン
d　テトラサイクリン

3 歯周療法で使用される薬物はどれか．
a　ホルマリン
b　ヒノキチオール
c　次亜塩素酸ナトリウム
d　パラホルムアルデヒド

＜解答＞
1：d
2：a
3：b

付表12-1（つづき）

種類		一般名（商品名）	特徴（副作用など）
歯肉マッサージ剤	□ヒノキチオール製剤	□（パラデントエース，ハイパラデント）	□一般用医薬品 □ヒノキチオールによる抗菌作用と組織賦活作用
	□塩化ナトリウム製剤	□（三宝はぐきみがき）	□一般用医薬品 □塩化ナトリウムによる収斂作用．他に殺菌成分のチモールなども配合．
	□塩化リゾチーム製剤	□（ペリオメディカ）	□一般用医薬品 □リゾチーム塩酸塩による抗炎症作用
	□生薬チンキ製剤	□（アセス）	□一般用医薬品 □カミツレチンキによる抗炎症作用，ラタニアチンキによる収斂作用，ミルラチンキによる殺菌作用

chapter 13 口腔粘膜疾患に用いる薬物

学習目標
- ☐ 口腔粘膜疾患を説明できる．
- ☐ 口腔粘膜疾患治療薬を説明できる．
- ☐ 口腔粘膜疾患治療薬の剤形を説明できる．

13-1 主な口腔粘膜疾患

1）口内炎
- 口腔粘膜の二か所以上に炎症がみられる場合をいう．
- 口唇や舌粘膜に単独に炎症がある場合を口唇炎，舌炎と呼ぶ．
- 症状から水疱性，びらん性，潰瘍性，偽膜性，紅斑性などに分類される．
- 治療：含嗽剤で口腔内を清潔に保つ，副腎皮質ホルモン軟膏の塗布，ビタミンB製剤の投与

2）アフタ性口内炎
- 口腔粘膜に数個の小潰瘍を生ずる炎症性疾患
- 頰粘膜，舌，口唇粘膜に好発する．
- 20〜50代の女性に多い．
- 治療：副腎皮質ホルモン軟膏の塗布

3）ヘルペス性歯肉口内炎
- 単純ヘルペスウイルスの初期感染で，歯肉，口腔粘膜，舌の水疱性，潰瘍性の疾患
- 乳幼児に好発する．
- 強い接触痛のため摂食困難
- 治療：含嗽剤によるうがい，抗ウイルス薬（アシクロビルなど），ビタミン剤の投与

4）口腔カンジダ症
- 真菌である *Candida albicans* による口腔内感染症
- 白色，乳白色の点状，帯状，斑状などの偽膜を形成する．
- 頰粘膜，舌，口蓋，口唇粘膜などに好発する．
- 治療：抗真菌薬の局所塗布，全身投与，含嗽剤の使用

単純ヘルペスウイルス
ヘルペスウイルス科アルファヘルペスウイルス亜科のウイルスで，1型と2型がある．上・下半身の神経節に潜伏感染し，ストレス，免疫低下などで回帰発症する．アシクロビルに感受性がある．

Candida albicans
カンジダ症を起こす真菌．ヒトの口腔，腸管，膣，皮膚などに常在している．口腔内をはじめとした日和見感染症の起因菌である．化学療法薬の長期間投与により菌交代現象が起こり，*C. albicans* に対する抵抗性がなくなり，口腔カンジダ症を起こす．

13-2 口腔粘膜疾患治療薬

1）抗菌薬
- テトラサイクリン，オキシテトラサイクリン
- 抜歯創・口腔手術創の二次感染予防，感染性口内炎に用いる．

2）抗真菌薬
- ミコナゾール，イトラコナゾール
- 口腔カンジダ症に用いる．

3）副腎皮質ホルモン剤
- トリアムシノロンアセトニド，デキサメタゾン，ベクロメタゾン，ヒドロコルチゾン
- アフタ性口内炎，難治性口内炎，舌炎に用いる．

4）含嗽剤
- アズレン，ポビドンヨード
- 咽頭炎，扁桃炎，口内炎，歯肉炎，舌炎，口腔創傷の治療，感染予防に用いる．

5）消毒薬
- デカリニウム，ドミフェン，セチルピリジニウム
- 咽頭炎，扁桃炎，口内炎，抜歯創を含む口腔創傷の感染予防に用いる．

6）口腔内炎症治療薬
- アズレン
- 咽頭炎，扁桃炎，口内炎，急性歯肉炎，舌炎，口腔創傷に用いる．

7）口腔乾燥症状改善薬
- セビメリン，ピロカルピン，人工唾液
- 口腔乾燥症状の改善に用いる．

13-3 口腔粘膜疾患治療薬の剤形

1）トローチ剤
- 口中で徐々に溶解させて口腔，咽頭などの口腔内の局所的で持続的な作用を目的に用いる．
- 口内炎，歯肉炎，咽頭炎などの粘膜疾患の治療や感染予防に用いる．

2）歯科用コーン剤（デンタルコーン）
- 抜歯窩や手術創に挿入し，二次感染の予防や止血を目的に用いる．

デンタルコーン
歯科用コーン剤．抜歯窩や手術創に挿入し，二次感染の予防や止血に用いる．円錐形や楕円形の錠剤

3）含嗽剤

- 口腔や咽頭粘膜疾患の消毒や止血を目的に用いる．
- 毒性が低く，刺激性の少ないものを用いる．

4）軟膏剤

- 口腔粘膜の患部に塗布し，薬理効果の持続性と患部の保護作用を目的に用いる．
- 歯肉炎や口内炎などの治療に用いる．

5）貼付剤

- 患部の局所に貼付する．
- 手術創面の感染予防や口内炎の治療に用いる．

復習しよう！

1 口腔粘膜の含嗽・消毒に用いるもので誤っているのはどれか．
a アズレン
b ドミフェン
c エタノール
d ポビドンヨード

2 口腔カンジダ症に用いるのはどれか．
a セビメリン
b ミコナゾール
c デキサメタゾン
d テトラサイクリン

3 口腔内の局所作用を目的とした剤形はどれか．
a 坐剤
b 丸剤
c トローチ剤
d バッカル剤

<解答>
1：c
2：b
3：c

付表13-1 口腔粘膜疾患に用いる薬物

種類	一般名	商品名	特　徴
抗菌薬	☐テトラサイクリン塩酸塩	☐アクロマイシントローチ	☐1日4〜9個，数回に分けて，口中で溶かしながら用いる． ☐乳幼児に使用しない． ☐噛んだり飲み込んだりしない． ☐適応：抜歯創・口腔手術創の二次感染予防，感染口内炎
抗菌薬	☐テトラサイクリン塩酸塩・ヒドロコルチゾン酢酸エステル（合剤）	☐テトラ・コーチゾン軟膏	☐毎日または隔日に少量ずつ注入また塗擦する． ☐適応：歯周組織炎，感染性口内炎，舌炎
抗菌薬	☐オキシテトラサイクリン塩酸塩・ヒドロコルチゾン（合剤）	☐テラ・コートリル軟膏	
抗真菌薬	☐ミコナゾール	☐フロリードゲル経口用	☐1日200〜400mgを4回に分け，口腔内にまんべんなく塗布し，できるだけ長く含んだ後に嚥下する． ☐適応：口腔カンジダ症
抗真菌薬	☐イトラコナゾール	☐イトリゾール内用薬	☐20mL(200mg)を1日1回，空腹時に服用する． ☐数秒間口に含み，口腔内にいきわたらせた後に嚥下する． ☐適応：口腔カンジダ症
副腎皮質ホルモン剤	☐トリアムシノロンアセトニド	☐アフタッチ口腔用貼付錠	☐1患部に1回1個，1日1〜2回用いる． ☐白色面を患部粘膜に付着させる． ☐付着剤であるので，嚥下は不可 ☐適応：アフタ性口内炎
副腎皮質ホルモン剤		☐ケナログ口腔用軟膏	☐適量を1日1〜数回塗布する． ☐使用直後は飲食を避ける． ☐適応：慢性剥離性歯肉炎，びらんまたは潰瘍を伴う難治性口内炎，舌炎
副腎皮質ホルモン剤	☐デキサメタゾン	☐アフタゾロン口腔用軟膏，デルゾン口腔用軟膏	☐適量を1日1〜数回塗布する． ☐使用直後は飲食を避ける． ☐適応：びらんまたは潰瘍を伴う難治性口内炎，舌炎
副腎皮質ホルモン剤	☐ベクロメタゾンプロピオン酸エステル	☐サルコートカプセル外用	☐1回50mg，1日2〜3回，専用の噴霧器を用いて噴霧する． ☐使用直後は飲食を避ける． ☐適応：びらんまたは潰瘍を伴う難治性口内炎
含嗽剤	☐アズレンスルホン酸ナトリウム水和物	☐アズノール錠／ガーグル顆粒／うがい液，マズレニンガーグル散，含嗽用ハチアズレ顆粒	☐抗炎症作用，ヒスタミン遊離抑制作用，上皮形成促進作用を有する． ☐水・微温湯に溶解し1日数回含嗽する． ☐適応：咽頭炎，扁桃炎，口内炎，急性歯肉炎，舌炎，口腔創傷
含嗽剤	☐ポビドンヨード	☐イソジンガーグル液	☐用時水に希釈し，1日数回含嗽する． ☐ヨウ素過敏症患者には用いない． ☐適応：咽頭炎，扁桃炎，口内炎，抜歯創を含む口腔創傷の感染予防，口腔内の消毒

表13-1（つづき）

種類	一般名	商品名	特徴
消毒薬	デカリニウム塩化物	SPトローチ	・1回0.25mg, 1日6回, 口中で徐々に溶解させる. ・噛み砕いたり, 飲み込んだりしない. ・適応：咽頭炎, 扁桃炎, 口内炎, 抜歯創を含む口腔創傷の感染予防
	ドミフェン臭化物	オラドールトローチ／Sトローチ	・1回0.5mg, 1日3～6回, 口中で徐々に溶解させる. ・噛み砕いたり, 飲み込んだりしない. ・適応：咽頭炎, 扁桃炎, 口内炎, 抜歯創を含む口腔創傷の感染予防
	セチルピリジニウム塩化物水和物	スプロールトローチ	・1回2mg, 1日3～4回, 口中で徐々に溶解させる. ・噛み砕いたり, 飲み込んだりしない. ・適応：咽頭炎, 扁桃炎, 口内炎
口腔内炎症治療薬	アズレンスルホン酸ナトリウム水和物	アズノールST錠口腔用, アズレミック錠口腔用	・1回1錠, 1日4回, 左右いずれかの上顎の歯肉口唇移行部に挿入する. ・有効成分が長時間口腔・咽頭の炎症部に直接作用するように工夫された製剤 ・使用中口腔内が青色になることがある. ・適応：咽頭炎, 扁桃炎, 口内炎, 急性歯肉炎, 舌炎, 口腔創傷
	合剤	デスパコーワ口腔用クリーム	・クロルヘキシジン・ジフェンヒドラミン配合剤 ・適量を1日3～4回塗布する. ・使用直後は飲食を避ける. ・適応：アフタ性口内炎, 孤立型アフタ, 褥瘡性潰瘍, 辺縁性歯周炎
口腔乾燥症状改善薬	セビメリン塩酸塩水和物	エボザックカプセル, サリグレンカプセル	・唾液腺のムスカリン受容体に高い親和性を示し, 唾液分泌を促進させる. ・1回30mgを1日3回服用する. ・適応：シェーグレン症候群患者の口腔乾燥症状の改善
	ピロカルピン塩酸塩	サラジェン錠	・唾液腺のムスカリン受容体を刺激し, 唾液分泌を促進させる. ・1回5mg, 1日3回, 食後に服用する. ・適応：頭頸部の放射線治療に伴う口腔乾燥症状の改善, シェーグレン症候群患者の口腔乾燥症状の改善
	人工唾液	サリベートエアゾール	・口腔咽頭粘膜を湿潤させ, 粘膜の乾燥・萎縮を防ぎ, 咀嚼・味覚・嚥下・会話などの機能を正常に保つ. ・1回1～2秒間, 1日4～5回口腔内に噴霧する. ・適応：シェーグレン症候群による口腔乾燥, 頭頸部の放射線による唾液腺障害に基づく口腔乾燥症

索　引

ア

α-アミラーゼ	128
α-グルコシダーゼ	128
Augsbergerの式	18
アクリノール水和物	104
アゴニスト	16
アジソン病	95
アスピリン	91, 96
アズレン	155
アセタゾラミド	82
アセチルコリンエステラーゼ	69
アセチルコリン遊離阻害薬	74
アタッチメントロス	148
アドレナリン	66, 90, 121
──の添加	66
アドレノクロム	90
アトロピン	70, 135
アナフィラキシー型	21
アフタ性口内炎	154
アポトーシス	126
アミノグリコシド系抗生物質	107
アムホテリシンB	107
アモキシシリン	107
アラキドン酸カスケード	95
アルキル化薬	112, 114
アルコール類	103
アルサス型	21
アルデヒド類	103
アルドース還元酵素阻害薬	129
アルドステロン	121
アルブミン	29
アレルギー反応	21, 83, 97
アロプリノール	131
アンジオテンシン受容体遮断薬	80
アンジオテンシン変換酵素阻害薬	80
アンタゴニスト	16
アンピシリン	107
アンフェタミン	55
アンブロキソール	84
亜硝酸アミル	27
悪性腫瘍	112
安全域	17

イ

イオン型	28
イオン導入法	27
イコサペント酸エチル	130
イソフルラン	47
イソプロパノール	103
イブプロフェン	96
イプラトロピウム	83
イプリフラボン	126
イリノテカン	113
インスリン	121, 127
──抵抗性改善薬	128
インターロイキン	125
インドメタシン	96
医薬品	36
医薬部外品	36
医療機器	37
異型狭心症	81
遺伝子組み換え操作	92
陰イオン交換樹脂	130

ウ

ウロキナーゼ	92
う蝕予防薬	144

エ

ACE阻害薬	80
HMG-CoA還元酵素	129
LDDS	150
MRSA	106
NSAIDs	96
エストロゲン	122, 126
エゼチミブ	130
エタノール	103
エチルシステイン	84
エデト酸	143
エトポシド	113
エパルレスタット	129
エピジヒドロコレステリン	150
エピネフリン	66
エフェドリン	135
エノキサシン	107
エモルファゾン	96
エリスロマイシン	107
エンフルラン	47
易感染性	115
炎症	68, 94
塩化亜鉛	149
塩化ナトリウム製剤	151
塩化リゾチーム製剤	151

オ

オータコイド	119
オキシテトラサイクリン	150
オキシドール	103
オキシトシン	120
オフロキサシン	107
黄体ホルモン	122

カ

Candida albicans	154
ガス麻酔薬	47
カテコールアミン	30
カナマイシン	107
カリウムチャネル	64
カリウム保持性系利尿薬	82
カルシウム拮抗薬	81
カルシトニン	125
カルバゾクロム	90
カンフル	104
下垂体	120
加水分解	31
過換気症候群	136
過マンガン酸カリウム	103
開口分泌	72
界面活性剤	104
解離定数	29
核酸合成阻害	108
核酸代謝	114
覚醒剤(覚醒アミン)	55
活性型ビタミンD_3	125
含嗽剤	155
肝障害	21
間接作用	12
還元	31
緩和精神安定薬	51

キ

GABA受容体	51
キサンチンオキシダーゼ	131
気管支喘息治療薬	83
気密容器	41
起立性低血圧	50, 81
揮発性麻酔薬	47

索引

拮抗作用	19
吸収	28
吸入麻酔薬	46
去痰薬	84
協力作用	19
狭心症	81
強アルカリ類	149
強酸類	149
強心薬	79
強力精神安定薬	50
競合的拮抗	19
局所作用	12
局所性止血薬	90
局所適用	24
局所麻酔中毒	136
局所麻酔薬	64
局所薬物配送システム	150
菌交代現象	106
筋弛緩薬	74
筋収縮増強薬	75
筋肉内注射	26

ク

グアヤコール製剤	142
グリア細胞	30
クリンダマイシン	107
グルカゴン	121
グルタラール	103
クレスチン	113
クレゾール	104
クロモグリク酸	83
クロラムフェニコール	107
クロルフェニラミン	98
クロルプロマジン	50
クロルヘキシジン	103, 150
クロロホルム	47

ケ

ケタミン	48
ケミカルメディエーター	94
ゲンタマイシン	107
化粧品	37
解熱性鎮痛薬	55, 100
経口投与	25
痙攣	68
劇薬	37
血液凝固因子	88
血液凝固促進薬	90
血液-胎盤関門	30
血液-脳関門	30

血管収縮薬	90
血管壁強化薬	90
血小板凝集抑制薬	91
血栓症	91
血中薬物濃度	24
──時間曲線下面積	35
原因療法	11, 105

コ

50%致死量	17
50%有効量	16
COX	97
コカイン	65
コデイン	54, 84
コリンアセチルトランスフェラーゼ	69
コリンエステラーゼ阻害薬	75
コルチゾン	94
コルヒチン	131
コレスチラミン	130
コレステロール	82
──トランスポーター阻害薬	130
コンプライアンス	18
呼吸促進薬	84
固有活性	15
口腔カンジダ症	108, 154
口腔乾燥症	22
口内炎	154
甲状腺刺激ホルモン	120
甲状腺ホルモン	121
交感神経作用薬	69
交感神経遮断薬	69
向精神薬	38, 50
抗アレルギー薬	83
抗アンドロゲン作用	99
抗炎症薬	83
抗うつ薬	51
抗感染作用	11
抗凝固薬	90
抗菌スペクトル	105
抗菌薬	105
抗コリン薬	83
抗腫瘍性抗生物質	113, 115
抗精神病薬	50
抗線溶薬	80
抗てんかん薬	52
抗ヒスタミン薬	97
抗プラスミン薬	90
抗不安薬	50
抗不整脈薬	79
効力	15

降圧利尿薬	79, 82
高血圧	71
──症治療薬	80
高脂血症	129
鉱質コルチコイド	121
興奮作用	11
興奮収縮連関	74
骨芽細胞	125
骨髄抑制	115
骨粗鬆症	126
根管充填剤	143
根管治療剤	143

サ

サイトカイン	125
サクシニルコリン	74
サルファ薬	107
サルブタモール	83
サルポグレラート	91
坐薬	27
再吸収	33
再分布	30
剤形	42
細胞周期	113
細胞壁合成阻害	107
細胞膜障害	107
最小致死量	17
最小中毒量	17
最小有効量	17
最大耐量	17
最大有効量	17
催奇形	22
催眠薬	49
殺菌作用	102
三酸化ヒ素製剤	142
酸化	31
──亜鉛	151
──剤	103
──セルロース	90

シ

CO_2ナルコーシス	85
ジアゼパム	80, 137
ジエチルエーテル	47
ジギタリス	20, 79
シクロオキシゲナーゼ	97
ジクロフェナック	96
シクロホスファミド	112
シスプラチン	113
シナプス	68

INDEX

ジフェンヒドラミン	98	神経内分泌	120	相加作用	19
ジメチジン	98	浸潤	112	相乗作用	19
ジメンヒドリナート	98	浸透圧性利尿薬	82	象牙質知覚過敏症	140
ジモルホラミン	85	腎障害	21	総コレステロール	129
ジョサマイシン	107			塞栓症	91
ショック	70, 134	**ス**		**タ**	
──体位	134	スキサメトニウム	74		
止血薬	90	スタチン類	130	タキフィラキシー	20
次亜塩素酸ナトリウム	103	ステロイド性抗炎症薬	94	タモキシフェン	113
糸球体	32	ストリキニーネ	55	ダントロレン	74
自律神経作用薬	68	ストレプトキナーゼ	92	タンパク合成阻害	107
刺激作用	11	ストレプトマイシン	107	タンパク質凝固薬	90
脂溶性ビタミン	118	スルフィソキサゾール	107	唾液腺障害	22
脂溶性薬物	29	スルホニル尿素薬	128	代謝	30
視床下部	119	水酸化カリウム	149	──拮抗薬	113
歯科恐怖症	136	水酸化カルシウム製剤	143	対処療法	11
歯科用コーン剤	155	水酸化ナトリウム	149	耐性	20, 106
歯周包帯	151	水溶性ビタミン	118	──菌	106
歯周ポケット貼薬	150	水溶性薬物	29	脱顆粒	97
歯髄乾屍剤	143	膵臓	121	脱感作	20
歯髄失活剤	142			脱抑制	11
歯髄切断法	143	**セ**		炭酸脱水酵素阻害薬	82
歯髄鎮静剤	142	SAIDs	94	単純ヘルペスウイルス	154
歯肉肥大	21	セビメリン	155		
色素類	104	セファクロル	107	**チ**	
遮光容器	41	セファレキシン	107	チアジド系利尿薬	82
主作用	12, 20	セフェム系抗生物質	107	チアラミド	96
受容体	13	セボフルラン	47	チオペンタール	30, 48
──遮断薬	74	ゼラチン	90	チクロピジン	91
重金属	103	生物学的半減期	34	チトクロム P-450	31
重症筋無力症	75	生物学的利用能	34	チモール	104
出血の原因	88	生理活性物質	12	──製剤	142
処方せん	40	成長ホルモン	120	チョウジ油	151
──医薬品	36	性腺刺激ホルモン	120	チロシン水酸化酵素	69
処方薬	10	精神の依存	20	治療係数	16
初回通過効果	25	精油類	104	智歯周囲炎	108
徐脈	79, 135	静菌作用	102	致死量	17
上皮小体ホルモン	121	舌下錠	27	遅発作用	12
消化性胃潰瘍	71	節興奮薬	70	蓄積	20
消毒薬	102	節遮断薬	70, 80	中枢神経	46
硝酸銀	103, 149	全身作用	12	──興奮薬	55
静脈内注射	26	全身性止血薬	90	中性脂肪	129
静脈内麻酔薬	48	全身適用	24	貼布剤	156
人工唾液	155	全身麻酔薬	46	跳躍伝導	65
心疾患	78	前投薬	48	腸肝循環	33
心的外傷後ストレス障害	55	線溶系	88	調剤	40
身体的依存	20	選択毒性	105	直後作用	12
神経筋接合部作用薬	73			直接作用	12
神経伝達終結機構	73	**ソ**		鎮咳薬	84
神経伝導	64	組織型プラスミノーゲンアクチベーター	92	鎮痛薬	54

161

索　引

ツ

d-ツボクラリン	74
痛風	130

テ

DNA複製	114
DNAらせん構造	115
テオフィリン	83
デカリニウム	155
デキサメタゾン	95, 155
デキストロメトルファン	84
テストステロン	122
テトラサイクリン系抗生物質	107
テトラサイクリン製剤	150
デンタルコーン	90, 155
低カリウム血症	82
転移	112
電位依存性カルシウムチャネル	72

ト

Drug Delivery System	150
ドパミン	53, 136
トポイソメラーゼ阻害薬	113
トラネキサム酸	90
トランスポーター	72
トリアゾラム	49
トリアムシノロン	95
──アセトニド	155
トリアムテレン	82
トリオジンクパスタ製剤	143
トリグリセリド	129
トリクロル酢酸	149
トリブタミド	128
トローチ錠	27, 155
トロンビン	88
トロンボプラスチン	88
動脈硬化防止薬	82
動脈内注射	26
動揺病	71
統合失調症	50
糖質コルチコイド	121
糖尿病	121, 127
──性昏睡	127
毒薬	37

ナ

ナテグリニド	128
ナトリウムチャネル	64
内服	25
軟膏剤	156

ニ

ニコチン	70
──酸誘導体	130
ニトログリセリン	27, 81
ニフェジピン	81
ニューキノロン系抗生物質	107
二次血栓	88
日本薬局方	36
尿細管	33
尿崩症	120

ヌ

ヌクレオチド	114

ネ

ネオスチグミン	75
ネガティブフィードバック機構	120
ネフローゼ症候群	95

ノ

ノスカピン	84
ノルアドレナリン	121
──トランスポーター	69
ノンレム睡眠	49

ハ

パーキンソン病	53, 71
バイオアベイラビリティー	34
ハイドロキシアパタイト	144
ハイドロコルチゾン	94
パクリタキセル	113
バソプレシン	120
バッカル錠	27
パラクロロフェノール製剤	142
パラホルムアルデヒド	103
──製剤	142
バルビツール酸誘導体	49, 52
ハロゲン化合物	103
ハロタン	47
バンコマイシン	107
破骨細胞	124
歯の形成不全，着色	22
播種性血管内凝固症候群	91
肺胞内最小濃度	47
肺線維症	116
配合変化	41
排泄	32
白金化合物	113

ヒ

pH(の影響)	67, 103
PTSD	56
ピオグリタゾン	128
ビグアニド薬	128
ピクロトキシン	55
ヒスタミン	94, 97
ビスホスホネート	126
ビタミン	118
──K$_2$製剤	125
ヒダントイン誘導体	52
ヒドララジン	80
ヒドロクロロチアジド	82
ヒドロコルチゾン	121, 150
ヒノキチオール製剤	151
ピリドンカルボン酸系抗生物質	107
ピリミジン代謝拮抗薬	113
ピロキシカム	96
ビンクリスチン	113
皮下注射	26
皮内注射	26
肥満細胞	98
非イオン型	28
非競合的拮抗	19
非経口投与	26
非ステロイド性抗炎症薬	96
微小管阻害薬	113
微量有効作用	105
標的細胞	98
頻度依存性抑制	67

フ

von Harnackの換算表	18
フィブラート系製剤	130
フィブリノゲン	88
フィブリン	88
フェニトイン	52
フェノール係数	102
フェノール製剤	142
フェノール類	104
フェノバルビタール	49
フェンタニル	28, 54
フッ化ジアンミン銀	103, 144
フッ化ナトリウム製剤	144
ブホルミン	129
プラスミノーゲン	88
プラスミン	88
プラセボ効果	18
フラッシュバック	56

INDEX

フラボノイド	90	ポリペプチド系抗生物質	107	薬物モニタリング	35
フリーラジカル	21	ポリミキシンB	107	薬物動態学的薬物相互作用	19
プリン体	130	ホルマリン	103	薬用量	17
プリン代謝拮抗薬	113	ホルモン	119	薬力学的薬物相互作用	19
フルオロアパタイト	144	──療法	113		
フルオロウラシル	113	保存温度	41	**ユ**	
フルタミド	113	保存容器	41	ユージノール	104
ブレオマイシン	113	補充作用	11	有害反応	21
プレドニゾロン	95	抱合	32	有効量	17
プロカイン	65				
プロゲステロン	122	**マ**		**ヨ**	
プロスタグランジン	94, 97	マイトマイシンC	113	ヨードグリセリン	103
フロセミド	82	マイナートランキライザー	51	ヨードチンキ	103
プロトロンビン	88	マクロライド系抗生物質	107	ヨードホルム製剤	144
プロブコール	130	マンニトール	82	用量反応曲線	15
プロプラノロール	81	麻酔深度	46	葉酸合成阻害	108
プロベネシド	131	麻痺性イレウス	137	葉酸代謝拮抗薬	113
プロポフォール	48	麻薬	38	抑制作用	11
ブロムヘキシン	84	──及び向精神薬の取り扱い	38		
不整脈	71	膜透過性	107	**ラ**	
不眠症	49			ラチニン	98
腐蝕剤	149	**ミ**		ラロキシフェン	126
腐蝕作用	103	ミコナゾール	155	卵胞ホルモン	122, 126
副交感神経作用薬	70	ミノサイクリン	107		
副交感神経遮断薬	70	──軟膏	150	**リ**	
副作用	12, 20	味覚障害	21	リゾチーム	84
副腎髄質	121	密封容器	41	リドカイン	65
副腎皮質	121	密閉容器	41	リポコルチン	95
覆髄剤	142			リボソーム	108
分子標的治療薬	113	**ム**		リモデリング	124
分布	29	ムーンフェイス	95	リンコマイシン系抗生物質	107
		無効量	17	リン酸酸性フッ化ナトリウム製剤	144
ヘ				裏層剤	142
β-遮断薬	81	**メ**		離脱症状	20
β-ラクタム系抗生物質	107	メジャートランキライザー	50		
$β_2$-作用薬	83	メタンフェタミン	55	**ル**	
Henderson-Hasselbalchの式	29	メトトレキサート	113	ループ系利尿薬	82
ベタメタゾン	83	メピリゾール	96		
ペチジン	54	メフェナム酸	96	**レ**	
ペニシリン系抗生物質	107	メルカプトプリン	113	レセルピン	80
ヘパリン	91	メントール	104	レボドパ(L-DOPA)	53
ペプチド結合	104	免疫強化薬	113	レム睡眠	49
ヘルペス性歯肉口内炎	154				
ベンジルペニシリン	107	**モ**		**ロ**	
ベンゾジアゼピン系	49, 52	モルヒネ	54	ロイコトリエン	96
		門脈	25	ロキソプロフェン	96
ホ				労作性狭心症	81
ポビドンヨード	103, 155	**ヤ**			
ホメオスタシス	78	薬事法	36	**ワ**	
ポリエン系抗生物質	107	薬物アレルギー	21	ワルファリン	90

クインテッセンス出版の書籍・雑誌は，歯学書専用
通販サイト『歯学書.COM』にてご購入いただけます．

PCからのアクセスは…
歯学書 検索

携帯電話からのアクセスは…
QRコードからモバイルサイトへ

QUINTESSENCE PUBLISHING
日本

新・歯科衛生士教育マニュアル
薬理学

2010年12月10日　第1版第1刷発行
2018年2月10日　第1版第3刷発行

編　者　北山滋雄／澤木康平／千葉　有／塗々木和男
　　　　きたやましげお　さわきこうへい　ちばゆう　とどきかずお

発 行 人　北峯康充

発 行 所　クインテッセンス出版株式会社
　　　　　東京都文京区本郷3丁目2番6号　〒113-0033
　　　　　クイントハウスビル　電話(03)5842-2270(代表)
　　　　　　　　　　　　　　　　(03)5842-2272(営業部)
　　　　　　　　　　　　　　　　(03)5842-2279(編集部)
　　　　　web page address　http://www.quint-j.co.jp/

印刷・製本　サン美術印刷株式会社

©2010　クインテッセンス出版株式会社　　　禁無断転載・複写
Printed in Japan　　　　　　　　　　　　落丁本・乱丁本はお取り替えします
ISBN978-4-7812-0176-4　C3047　　　　　　定価は表紙に表示してあります